CONTENTS

Round 1
血液培養で分離・同定される"今が旬"の細菌たち
五感を研ぎ澄まし、臨床情報と染色像を交えて集落(コロニー)を観察せよ! … 4
80代男性に生じた市中肺炎と敗血症の原因菌を特定せよ! …………… 4
R-CHOP療法施行中の60代の悪性リンパ腫患者から分離された菌を探る! … 5
イヌに咬まれた50代男性に生じた敗血症の原因菌は何か? ………… 7

Round 2
コロニーの「外観」、「色」、「におい」
菌トレを始める前に ～ハイデルベルク大学病院(ドイツ)で受けた衝撃 … 9
コロニーの「外観」をとらえる ……………………………………… 9
コロニーの「色」をとらえる ………………………………………… 11
コロニーの「におい」をとらえる …………………………………… 12

Round 3
コロニーの「溶血性」、「感触」
菌トレを始める前に ～臨床微生物検査のトリプル・トライアングルモデル(仮称)について … 14
コロニーの「溶血性」から菌を推定する …………………………… 15
コロニーの「感触」から菌を推定する ……………………………… 16
Acinetobacter baumannii による院内肺炎 ………………………… 18

Round 4
コロニーの「外観」、「色」、「におい」part 2
菌トレを始める前に ～感染症で倒産した世界で唯一のホテルをみてきました … 19
コロニーの「外観」をとらえる ……………………………………… 19
Acinetobacter 属菌のカルバペネマーゼ産生を見つける裏技! ……… 22
コロニーの「色」をとらえる ………………………………………… 22
コロニーの「におい」をとらえる …………………………………… 23

Round 5
コロニーの「溶血性」、「感触」part 2
コロニーの「溶血性」をとらえる …………………………………… 25
コロニーの「感触」をとらえる ……………………………………… 28
20代男性に発症した好酸球性髄膜炎の原因は何か ……………… 29

Round 6
グラム染色像 & 患者背景がポイント! part 1
劇症型感染症を引き起こす細菌たち
80代女性に発症した壊死性筋膜炎の原因菌は何か ………………… 31
80代男性に発症した蜂窩織炎と敗血症の原因菌は何か …………… 33
C型肝炎／肝硬変併発の50代男性に生じた壊死性筋膜炎と敗血症の原因菌は何か … 34
20代男性に発症した尿道炎の原因菌は何か ……………………… 35
細菌の遺伝子解析によるタイピング ……………………………… 37
髄膜炎菌ワクチン …………………………………………………… 39

Round 7
グラム染色像 & 患者背景がポイント! part 2
感染性心内膜炎を引き起こす細菌たち その1
「菌トレ」を開始する前に：感染性心内膜炎を診断する ～Duke基準について … 40
30代男性に生じた感染性心内膜炎の原因菌は何か ……………… 40
70代男性に生じた感染性心内膜炎の原因菌は何か ……………… 42
40代男性に生じた感染性心内膜炎の原因菌は何か ……………… 43

Round 8
グラム染色像 & 患者背景がポイント! part 3
感染性心内膜炎を引き起こす細菌たち その2
70代男性に生じた椎体炎併発感染性心内膜炎の原因菌は何か …… 46
70代男性に生じた腸腰筋膿瘍と敗血症の原因菌は何か…………… 47
70代男性に生じた感染性心内膜炎の原因菌は何か ……………… 49
Neisseria 属の動物関連の菌種 …………………………………… 50

Round 9
グラム染色像 & 患者背景がポイント! part 4
動物の咬傷後に感染症を引き起こす細菌たち
飼い犬に咬まれて敗血症性ショックを起こした40代男性…………… 51
C. canimorsus による電撃性紫斑病の症例 ……………………… 52
肺癌末期の80代男性に生じた肺炎／敗血症(Round 4の復習) ……… 53
ヒトに咬まれて生じた感染症例 …………………………………… 54
ネズミに咬まれた20代男性に生じた皮疹と発熱 ………………… 54
50代男性調理師に生じた敗血症と髄膜炎 ………………………… 56

Round 10
グラム染色像 & 患者背景がポイント! part 5
Urosepsis(尿路性敗血症)を引き起こす細菌たち
イヌに関わる細菌たち(ネコも合わせて) ………………………… 58
80代女性の尿路感染症および敗血症の原因菌を探る ……………… 59
70代男性の尿路感染症および敗血症の原因菌を探る ……………… 60
80代女性の尿路感染症および敗血症の原因菌を探る ……………… 61
未知の菌名との遭遇 ～あなたならどうする、私ならこうする ………… 62

Round 11
グラム染色像 & 患者背景がポイント! part 6
菌は嘘をつかない!
乳癌を疑われて紹介受診してきた40代女性実は肉芽腫性乳腺炎であった … 63
細菌性髄膜炎を発症した日齢8の男児 …………………………… 64
発熱、開口障害、咽頭痛を訴える血栓性頸静脈炎と診断された20代男性 … 66

Round 12
グラム染色像 & 患者背景がポイント! part 7
抗癌剤治療中／悪性腫瘍の手術後に発熱
急性前骨髄性白血病で地固め療法施行中の50代男性に生じた敗血症の原因菌 … 69
70代男性急性骨髄性白血病患者に生じたカテーテル関連敗血症の原因菌 … 72
子宮頸癌手術後に膿瘍形成をみた30代女性 ……………………… 73

Round 1　血液培養で分離・同定される"今が旬"の細菌たち

初回の菌トレは、まず起炎菌同定プロセスのベースとなる重要な要素について、さらに血液培養から分離・同定される3菌種を解説します。

五感を研ぎ澄まし、臨床情報と染色像を交えて集落（コロニー）を観察せよ！

図1に、起炎菌同定の思考フレームを示します。

臨床微生物検査は、検体を受け取る際に必ず臨床情報をあわせて入手します。なぜならば、使用する培地、培養条件と期間は臨床情報がなければ正しく設定できないからです。また、染色像による速やかな起炎菌の推定、同定のレベル（菌種もしくは属レベルまで）や薬剤感受性試験の要否の判断にも患者の情報が必要です。そして、臨床情報と染色像から得た所見を交え、発育したコロニーを注意深く観察します。五感の中でコロニーの音を聴いたり舐めたりすることはできませんが、残りの視覚、嗅覚、触覚を最大限に活用し、起炎菌の正体を暴きます。みなさんがルーチンで使用している自動同定機器や質量分析装置は、あくまでも細菌を同定するツールの1つであることも強調しておきたいと思います。

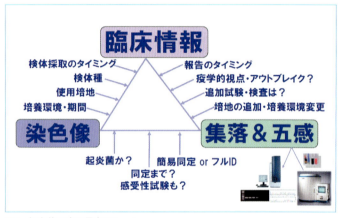

図1　起炎菌同定の思考フレーム

菌トレ 1　80代男性に生じた市中肺炎と敗血症の原因菌を特定せよ！

80代の男性が運ばれてきました。市中肺炎にかかり敗血症を起こしています。図2にグラム染色像と血液寒天培地上に形成されたコロニー像を示します。さて、この菌は何でしょうか。

答えは、*Streptococcus pneumoniae* です。この問題は容易に解けたと思いますが、ここからが菌トレです。

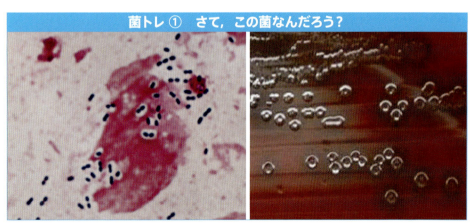

図2　80代 男性　市中肺炎＆敗血症

菌トレ①-1
肺炎球菌には非ムコイド型とムコイド型がある

肺炎球菌が形成するコロニーは、その形状から2つの種類に分けられます。1つは非ムコイド型と呼ばれる中央が陥没した形のコロニーです（図3右上）。もう1つは、ムコイド型と呼ばれるもので、中心部分に陥没のない粘性のコロニーです（図3右下）。ムコイド型では、グラム染色により菌体の周囲にある莢膜が赤く染まります（図3左下）。なお、ムコイド型の肺炎球菌の血清型は3型（ことまれに37型）であることが多く、ペニシリン系抗菌薬に感受性を持つのが一般的です。

菌トレ①-2
分離される肺炎球菌の血清型に関する最近の変化

最近、分離された肺炎球菌のコロニーが*Streptococcus oralis*、*S. mitis* などの viridans グループと見誤るような形状に変化していることにお気づきと思います。

日本では2013年に13価肺炎球菌結合型ワクチン（PCV13）が導入され、それ以降、これに含まれた血清型肺炎球菌の分離率は減少してきました。一方で、PCV13に含まれていない血清型の肺炎球菌の分離率が経年的に上昇する傾向が報告されており、特に、35B、15Aにおいてその変化が顕著です[1]。この現象は米国でも同様に観察されています[2]。これが最近の肺炎球菌に生じた変化の1つです。ちなみに、図4が血清型35Bおよび15Aが形成したコロニーです。

もう1つは、莢膜を持たない肺炎球菌の増加です。これは、宿主側が十分な抗体を保有した状況においては、もはや莢膜多糖体を放棄する方が得策との彼らの生き残り戦略だと思われます。

なお、肺炎球菌を同定するにあたり、原則として質量分析装置では *S. oralis* や *S. mitis* グループとの鑑別が困難とされています。したがって、従来通り、オプトヒン感受性テストと胆汁溶解試験の双方を行うことが勧められます。

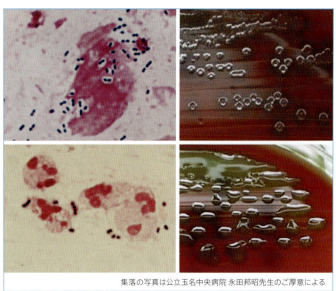

集落の写真は公立玉名中央病院 永田邦昭先生のご厚意による

図3　*Streptococcus pneumoniae*　肺炎球菌

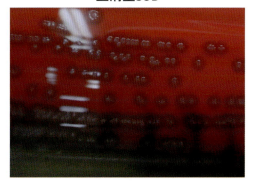

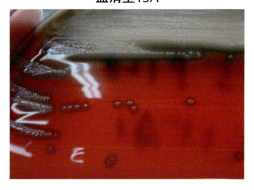

写真は千葉大学真菌医学研究センター 石和田稔彦先生のご厚意による

図4　肺炎球菌血清型35Bおよび15Aが形成したコロニー

菌トレ2　R-CHOP療法施行中の60代の悪性リンパ腫患者から分離された菌を探る！

菌トレ②の症例は、R-CHOP療法を受けている60代男性の悪性リンパ腫患者です。血液培養の好気ボトルが4日目に陽性となり、グラム染色で細長い形のらせん菌が観察されました（図5上）。サブカルチャーではフィルム状のコロニーが観察されました（図5下）。さて、この菌は何でしょうか。

答えは *Helicobacter cinaedi* です。わたしは"シナジーちゃん"という愛称で呼んでいます。この菌のグラム染色にはフクシン液を使い、時間を長めにするのがコツです。この症例のよう

に、化学療法施行中の造血器腫瘍患者や透析患者から高頻度に分離されます。シナジーちゃんは腸管系に棲息し、化学療法による腸粘膜の脆弱化によって血液中に移行するbacterial translocationが生じると考えられます。

　H. cinaediを同定する際に注意すべきことは、形態での区別が困難なHelicobacter fennelliaeの存在です。これらの2菌種はグラム陰性のらせん菌であり、感染様式は不明です。まれに患者の糞便を介して、院内あるいは施設内感染を起こします。血液培養による発育には4～10日間を要します[3]。培養期間が5日以下では半数を見逃すリスクがあります。化学療法施行中の造血器腫瘍患者や透析患者では最低でも7日、可能であれば10日間かけてボトルで培養することを勧めます。どうしても困難であれば、ボトルを孵化器に置き、最終的にグラム染色を行い観察するとよいでしょう。なお、両者を鑑別するには硝酸塩還元試験が必要です。この試験で陽性であればH. cinaedi、陰性であればH. fennelliaeと鑑別できます。

　上述したように、シナジーちゃんはサブカルチャーで発育しないか、してもフィルム状であり、注意深く観察しないと見逃す可能性があります[3]。また、水素ガス濃度が高くないと発育しないとも言われています。さらに、血液培養ボトルの違いで発育所見が全く異なるという報告[4]もありますので、この点にも留意すべきです。なお、シナジーちゃんは以前、日本からの症例報告が多かったのですが、今では世界的な問題になりつつあるようですし[5]、臨床微生物検査技術教本にもデビューを果たしています。

　質量分析装置による同定については、H. cinaediもH. fennelliaeも菌種レベルまで可能と考えていただいてよいと思います。

　表1に、血液培養から分離されるらせん菌の鑑別性状をまとめました。H. cinaediとH. fennelliaeは運動性があります。質量分析装置が導入されていたとしても、基本的な性状の確認のために、オキシダーゼやカタラーゼ等の簡易試験を行います。インドキシル酢酸試験では、陰性であればH. cinaedi、陽性であればH. fennelliaeと鑑別できます。これらよりも菌体が短いものにCampylobacter fetus、C. jejuni、C. lari、C. upsaliensisがあります。C. lariは嫌気ボトルで陽性となります。C. jejuniは馬尿酸水解試験が陽性ですので他のCampylobacter属と鑑別できます。

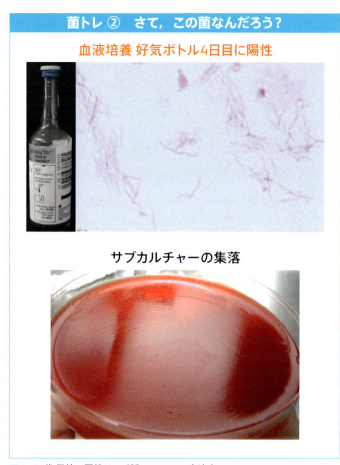

図5　60代 男性　悪性リンパ腫のR-CHOP療法中

表1　血液培養から分離されるらせん菌の鑑別性状

性状	H. cinaedi	H. fennelliae	C. fetus	C. jejuni	C. lari	C. upsaliensis	B. pilosicoli	A. succinici-producens	D. desulfuricans
血液培養ボトル	好気	好気	好気	好気	嫌気	好気	嫌気	嫌気	嫌気
運動性	+	+	+	+	+	+	+	+(両極多毛)	+
溶血	−	−	−	−	−	βw	β		−
オキシダーゼ	+	+	+	+	+	+	+	−	−
カタラーゼ	+	+	+	+	+	+w	+	−	+
硝酸塩還元	+	−	+	+	+	+	−	−	+
馬尿酸加水分解	−	−	−	+	−	−	+	+	−
インドキシル酢酸	−	+	−	+	−	+			
ウレアーゼ	−	−	−	−	−/+	−			

Round 1 血液培養で分離・同定される"今が旬"の細菌たち

菌トレ 3　イヌに咬まれた50代男性に生じた敗血症の原因菌は何か?

　Round 1最後の菌トレです。本題の前に1問、図6にグラム染色像とサブカルチャーのコロニーを示しました。さて、この50代男性の敗血症の原因菌は何でしょうか。コアグラーゼ試験、クランピングファクターがいずれも陽性です。これは簡単ですね。*Staphylococcus aureus* です。

　ここから菌トレ③の本題です。イヌにかまれた50代男性が敗血症を起こしました（図7）。今度はコアグラーゼ試験は陽性ですが、クランピングファクターは陰性です。答えは、*Staphylococcus pseudintermedius* です。*S. aureus* と *S. pseudintermedius* は、pyrrolidonyl arylamidase（PYR）試験で前者は陰性、後者は陽性という点でも異なります（表2）。なお、*pseudintermedius* の「*pseud*」は「偽の」、*intermedius*

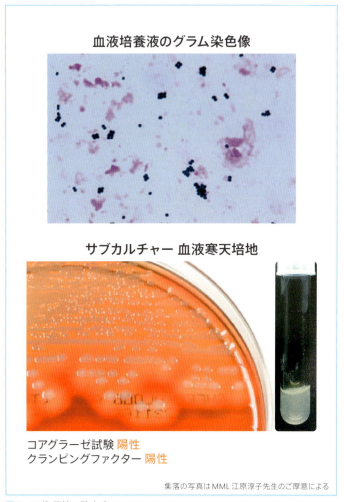

図6　50代 男性　敗血症

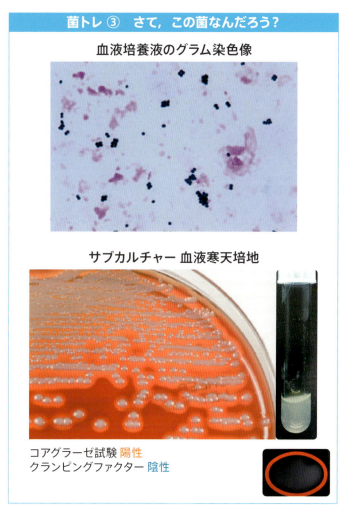

図7　50代 男性　イヌ咬傷後の敗血症

表2　コアグラーゼ/クランピングファクター試験陽性の菌種

菌種（亜種）	コアグラーゼ試験	クランピングファクター	PYR	オルニチン
S. aureus subsp. *aureus*	+	+	−	−
S. hyicus	d	−	−	−
S. intermedius	+	d	+	−
S. pseudintermedius	+	−	+	ND
S. lugdunensis	−	+	+	+
S. schleiferi subsp. *coagulans*	+	−	+	−
S. schleiferi subsp. *schleiferi*	−	+	+	−

7

は S. aureus と S. epidermidis の中間という意味です。S. pseudintermedius は、S. intermedius と性状が似ていて間違いやすいということです。また、S. pseudintermedius は動物の感染症だと考えられてきたのですが、質量分析装置が導入されたことでヒトからの分離例も報告されています[6]。この状況を踏まえ、米国 CLSI（Clinical and Laboratory Standards Institute）では S. pseudintermedius について、ブレイクポイントの設定を課題に挙げるとともに、mecA 遺伝子の有無確認のため、抗菌薬感受性検査が標準法—第27版（M100-S27）においては oxacillin の欄に追記されました。

S. pseudintermedius とともに注目されているのが Staphylococcus schleiferi です。S. schleiferi はイヌやネコの皮膚や耳に常在し、ヒトにも感染するとされています。S. aureus と誤認されることがありましたが、質量分析装置の導入により正確な同定が可能になりました。なお、S. schleiferi の subspecies には coagulans と schleiferi の2種類があり、前者はコアグラーゼ試験が陽性、クランピングファクターが陰性、後者はそれぞれ陰性、陽性で、双方とも PYR 試験は陽性です（表2）。

最後に、CLSI が M100 のドキュメントを無料で閲覧できるサービスを開始しましたので、ぜひ活用してみてください。
http://em100.edaptivedocs.net/Login.aspx

文献
1) IASR 2014 10月号 ; 35: 234-236
2) Richter SS, et al. J Clin Microbiol 2017; 55（3）: 681-685
3) Rimbara E, et al. J Clin Microbiol 2013; 51（7）: 2439-2442
4) Miyake N, et al. Diagn Micribiol Infect Dis 2015; 83（3）: 232-233
5) Bateman AC, et al. J Clin Microbiol 2017; 55: 5-9
6) Börjesson S, et al. Eur J Clin Microbiol Infect Dis 2015; 34（4）: 839-844

Round 1 ココが ポイント！

- 肺炎球菌の同定はオプトヒン感受性試験と胆汁溶解試験がゴールドスタンダードである。
- 肺炎球菌結合型ワクチンの導入により、侵襲性肺炎球菌感染症（invasive pneumococcal disease: IPD）の報告数は減少しているが、ワクチンに含まれていない血清型（12F、15A、24F、35B、など）の割合が増加している。
- これらの血清型の肺炎球菌は、血液寒天培地で中央が陥没した典型的な集落を形成しない傾向があるので、検体のグラム染色像と患者背景を念頭におきながら集落を観察することが肝要である。
- Helicobacter cinaedi はグラム陰性らせん菌で血液培養の好気ボトル（BACTEC）で3〜10日間で発育する。
- 血液腫瘍をはじめとする抗癌剤治療中の患者や透析患者の敗血症（菌血症）で分離される。
- 類縁菌である H. fennelliae とは硝酸塩還元試験で鑑別できる ; H. cinaedi は陽性、H. fennelliae は陰性。
- 質量分析法の導入により、Staphylococcus pseudintermedius が動物だけでなく、ヒトの敗血症（菌血症）でも分離・同定されることが近年、報告された。
- これに伴い、本菌のブレイクポイントが CLSI M100-S27 で新たに設定された。
- 本菌は黄色ブドウ球菌と集落が類似している。コアグラーゼ試験陽性であるが、クランピングファクターは陰性である（黄色ブドウ球菌は共に陽性）。

Round 2 コロニーの「外観」、「色」、「におい」

今回のテーマは「集落（コロニー）の"外観"、"色"、"におい"」です。今回は特に「五感をもって集落をキャッチしていく」というところに重きを置いて解説していきたいと思います。

菌トレを始める前に
～ハイデルベルク大学病院（ドイツ）で受けた衝撃

図1は、Round 1でも提示した起炎菌同定における思考フレームです。状況によりそれぞれの相対的な重みづけは変わるものの、「臨床情報」、「染色像」、「コロニー＆五感」の三者の関係は起炎菌の同定において常に重要です。今回は、五感によるコロニーのとらえ方についての菌トレを行いますが、本題に入る前に2017年の欧州臨床微生物学会に参加した折りに立ち寄った、ドイツのハイデルベルク大学病院で受けた衝撃的な体験について紹介したいと思います。

ハイデルベルク大学病院本院は約1,900床を有し、100床クラスの関連医療機関4施設を抱えています。1日あたりの検体数は600～750で、その半数の解析を自動化する計画が進んでおり、培地を直接観察する前に集落をコンピュータ画面で判定しながら質量分析装置にかけるか否か、薬剤感受性試験は必要か、報告の必要性はといった判断が為されていました。しかし、五感を駆使した観察が不要となったわけではなく、ハイデルベルク大学病院でもコロニーの直接観察が重視されていました。

前置きはこのぐらいにして、そろそろRound 2開始のゴングを鳴らしましょう。コロニーの視覚的な観察について、まず、「外観」をとらえる菌トレです。

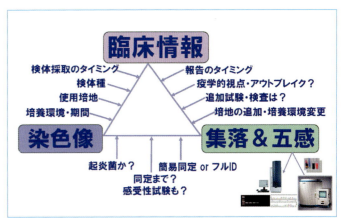

図1 起炎菌同定の思考フレーム

菌トレ 4　コロニーの「外観」をとらえる

菌トレ④-1
ムコイド型肺炎球菌

図2は、急性中耳炎と診断された50代男性患者から採取した検体のグラム染色像と血液寒天培地上に形成されたコロニーです。さて、この菌は何でしょうか。答えはムコイド型肺炎球菌です。したがって、この50代男性患者の急性中耳炎はムコイド型肺炎球菌感染によるものと診断されました。

なお、この菌はRound 1にも出てきました。ムコイド型肺炎球菌の血清型は3であることが多く、粘性の高度なコロニーを形成し（図3上）、菌体周囲が赤く染まる（図3下）のが特徴です。莢膜が厚く、白血球に貪食されにくいことから病原性も高いです。

ムコイド型肺炎球菌による急性中耳炎は「ムコーズス中耳炎」とも呼ばれ、その特徴は表1のようにまとめられます。pbp2x遺伝子に変異があることが多いのでセフェム系抗菌薬は効果が低く、抗菌薬の選択を誤ると重症化します。激しい耳痛や頭痛、噴出する耳漏、両側性への進行、内耳障害、急速に進行する難聴などを呈し、頭蓋内合併症での死亡例もあるので注意が必要です。

耳鼻科の先生方が、分離された肺炎球菌がムコイド型かスムース型かの判定と報告を求めるのはこれらの理由になります[1]。

では、この要望に対して、集落の観察時にこたえるだけでよいのでしょうか。臨床検査技師の腕の見せどころとして、コロニー形成を待つまでもなく、グラム染色像をみた段階で上述した外観的特徴からムコイド型か否かの判断が可能だと思いますし、それがペニシリン系抗菌薬の投与、鼓膜切開、プレドニゾロンの投与といった適切な治療の早期開始を可能にすると考えられます。

なお、血清型3型の肺炎球菌であれば、Round 1でも触れたように、肺炎球菌抗血清と菌の間にQuellung反応（莢膜膨化）が生じます（図4）[2]。この膨化は莢膜に型特異的抗体が結合して起こる現象です。この現象をみることでも、血清型3型の肺炎球菌か否かが判定できます。

ここで、血清型3型の肺炎球菌についての比較的新しい情報を1つ。この菌は、これまでペニシリン感受性とされてきましたが、実は、耐性菌（gPRSP）が出現したという報告がされています[3]。3型のペニシリン耐性獲得の機序について、もともとペニシリンに耐性である血清型9V型との間でcapsular switchingが生じたためと考えられています。この例にみられるように、細菌側の進化を軽視せず、薬剤感受性試験を適切に実施することがこれまで以上に求められていることを肝に銘じておきたいと思います。

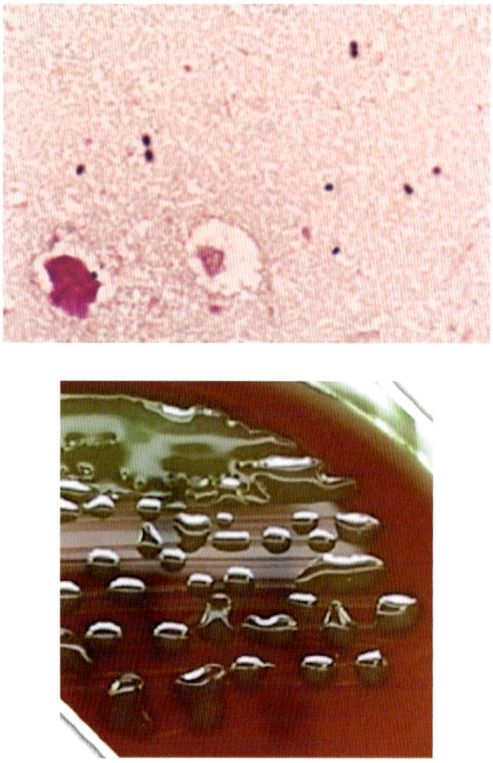

菌トレ ④-1　さて，この菌なんだろう？

図2　50代 男性　急性中耳炎

ムコイド型（mucoid type）
血清型3（serotype 3）
血清型3の肺炎球菌は莢膜が厚く白血球に貪食されにくいため病原性が強い

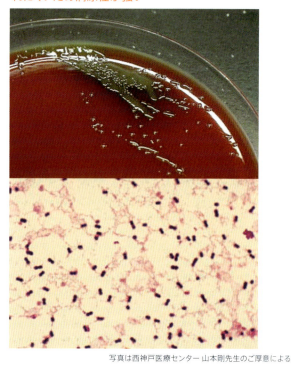

写真は西神戸医療センター 山本剛先生のご厚意による

図3　*Streptococcus pneumoniae* のコロニーと染色像

表1　ムコイド型肺炎球菌が起炎菌の急性中耳炎（難治性中耳炎）

- ✓ 臨床的にセフェム系薬は効果が低い（*pbp2x*の変異）
- ✓ 初期治療にセフェム系抗菌薬を使用した例では重症化することがある
- ✓ 一方，ペニシリンGに対する感受性が良好である
- ✓ ムコーズス中耳炎は，小児に比べ成人に多い
- ✓ 激しい耳痛や頭痛，噴出する耳漏，両側性への進行，内耳障害，急速に進行する難聴などを呈し，頭蓋内合併症での死亡例もある
- ✓ 早期の診断と治療開始が不可欠（ペニシリン系抗菌薬，鼓膜切開，プレドニゾロンの投与）

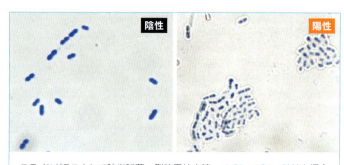

スライドグラス上にて肺炎球菌，型特異抗血清，メチレンブルー溶液を混合し、光学顕微鏡（×1,000倍）で検鏡する。肺炎球菌の莢膜抗原と抗血清に反応が起こらなければ，メチレンブルーで染色された菌体のみが見られる。莢膜抗原と抗血清が反応している場合，莢膜に型特異抗体が結合することによって莢膜の膨化（Quellung反応）が見られる

IASR Vol. 34 p. 67-68

図4　Quellung反応；莢膜膨化

菌トレ④-2
オプトヒン感受性試験の重要性

次の問題です。オプトヒン感受性試験を行ったところ、図5のような所見が得られました。さて、この菌は何でしょうか。好気培養では感性を呈しますが、炭酸ガス培養ではオプトヒン周囲に発育阻止円が観察されていませんので耐性です。

答えは、*Streptococcus pseudopneumoniae* です。菌名に *pseudo* がついていますので、*S. pneumoniae* と間違いやすい菌ということになります。わたしたちは、この菌による眼内炎患者を経験しています[4]。

S. pseudopneumoniae は、*recA*-based PCR assay [5]、あるいは *comC* 遺伝子シークエンス法[6] により *S. pneumoniae* あるいは *S. mitis*、*S. oralis* と鑑別できますが、このような解析が困難であれば、上述したようにオプトヒン感受性試験を行い、炭酸ガス培養で耐性が確認されれば本菌種と同定できます。喀痰、鼻咽喉、咽頭から分離されたのであればここまでの追加試験は必要ありませんが、無菌材料から検出された場合は菌種レベルまでの同定を厳格に行ってください。

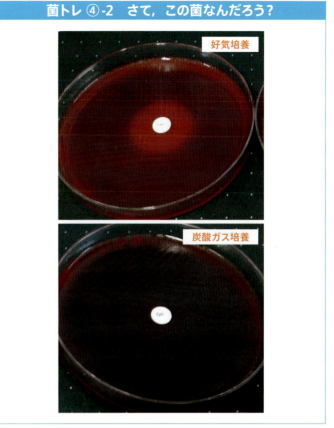

図5　オプトヒン感受性試験

菌トレ 5　コロニーの「色」をとらえる

次はコロニーの色から菌を推定する菌トレです。図6に敗血症を起こした70代女性の検体から作成したグラム染色像と血液寒天培地上に形成されたコロニーを示します。グラム染色像では単独あるいは連鎖した若干太めの菌が観察できます。コロニーに綿棒を擦りつけると黄色を呈します。さて、この菌は何でしょうか。

答えは、*Enterococcus casseliflavus* です。

casseliflavus の「*casseli*」も「*flavus*」も「黄色」を意味しますが、この名称は *E. casseliflavus* が黄色い色素を産生することに由来します[7]。わたしは"黄色の二乗"と表現しています。

E. casseliflavus には、*E. gallinarum* と *E. mundtii* という類縁菌種があります。*E. casseliflavus* と *E. gallinarum* は運動性を有しますので、Voges-Proscauer（VP）半流動培地内に菌株を刺入すると、穿刺線のみならずその周囲にも菌が移動し混濁を認めるようになります。また、黄色の色素を産生するのは *E. casseliflavus* と *E. mundtii* で、*E. gallinarum* は産生しません。このように、これら3種類の菌は運動性および黄色色素産生の有無で鑑別します。

病原菌の同定における *E. casseliflavus* の重要性は、バンコマイシン（VCM）に対する耐性遺伝子（*vanC*）を保有していることです。バンコマイシン耐性腸球菌（VRE）は感染症法上の5類感染症の起炎菌に指定されており（VCM MIC値≧16 µg/mL）、これによる感染症と診断した場合には報告義務が

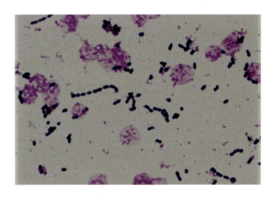

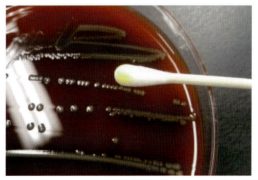

写真は西神戸医療センター　山本剛先生のご厚意による

図6　70代 女性　敗血症

生じます。*E. casseliflavus* もこれに該当します。なお、VRE はVCMとテイコプラニン（TEIC）についての最小発育阻止濃度（MIC）で推定が可能であり、*E. casseliflavus* の場合は例えばVCMが8μg/mL、TEICが1μg/mLというパターンをとります。

VREと誤同定されやすいいくつかの属の細菌を表2に挙げました。これらの菌は、いずれもVCMに自然耐性を有しています。*Enterococcus* 属菌のみ pyrrolidonyl arylamidase（PYR）試験で陽性を呈しますから、*Pediococcus*、*Leuconostoc*、*Weissella* の各属との鑑別が可能です。PYR検査では一定の結果を示さない *Lactobacillus* 属との鑑別はどうすればよいでしょうか。その場合は、やはりコロニーを入念に観察し、菌の混在がないことを確認した上で薬剤感受性試験を行います。なお、*Lactobacillus* 属はプロバイオティクスを謳う乳酸菌飲料に含まれていますので、クローン病などの腸管系疾の患者が服用すると、bacterial translocation によって敗血症を起こすリスクがあるとされています[8]。

さて、英語の勉強に最適なサイトをご紹介します。Journal of Clinical Microbiology（JCM）のホームページ（http://jcm.asm.org/）にアクセスすると、未契約者でも半年以上経過した症例報告などの論文を無料でダウンロードできます。是非、活用してください。

表2 VREと誤同定（誤判定）しやすい菌は？

Lactobacillus e.g., *L. casei*, *L. rhamnosus*, *L. gasseri*, *L. crispatus*
Pediococcus
Leuconostoc
Weissella

	PYR	LAP	6.5% NaCl
Enterococcus	+	+	+
Pediococcus	−	+	+
Leuconostoc	−	−	+
Weissella	−	+	+

菌トレ 6　コロニーの「におい」をとらえる

さて、Round 2最後の菌トレです。今度は嗅覚を使います。コロニーのにおいを嗅ぐだけで推定できる菌を取り上げますので、その重要性を理解していただきたいと思います。

図7に、70代男性の膵臓癌患者が敗血症を起こした際の質量分析による判定結果と血液寒天培地上に形成されたコロニーを示します。まず、質量分析では *Dysgonomonas gadei* と判定されました。しかし、MALDI バイオタイパー（BRUKER社）で黄色く表示されるものは、菌種レベルの判定に信頼性が低いことを示しています（属レベルまで）。他方、形成されたコロニーの「におい」を嗅ぐと、ストロベリーのようなにおいがしました（コロニーのにおいを嗅ぐのは、シャーレを開けた瞬間がベストです）。そして、そのにおいは培養日数の経過とともにイチゴが熟したようなものに変化してきました。さて、菌種は何でしょうか。

答えは、*Dysgonomonas capnocytophagoides* です。「*Dysgonomonas*」は、「発育が悪い」という意味です。*capnocytophagoides* の「*capnocytophaga*」は「炭酸ガスを要求する」、「-*oides*」は「類似した」という意味ですから、発育のよくない炭酸ガスを要求する類の菌ということになります。

この菌は、JCMの Photo Quiz[9] でもとり上げられていますから、決して日本だけで注目されているわけではないことがわかります。このQuizの解答を示した論文[10]には、Vitek 2 system では *Rhizobium radiobacter*、質量分析では *D. gadei* といずれも

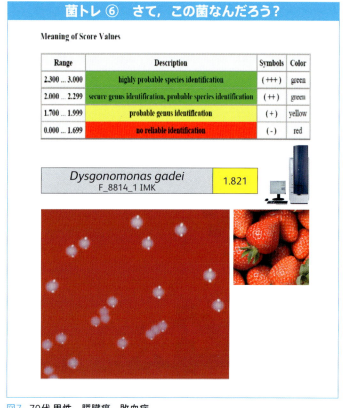

図7　70代 男性　膵臓癌　敗血症

誤判定されたと記載されています。したがって、現状では質量分析により*D. gadei*と判定された場合はコロニーのにおいを嗅ぎ、ストロベリー臭がしたら*D. capnocytophagoides*を疑い、遺伝子検査をオーダーするのが最善の方法になると思います。

国内での最初の*D. capnocytophagoides*感染による敗血症患者は、Hironagaら[11]により報告されていますが、その中でこの菌はペニシリン系、セフェム系、カルバペネム系抗菌薬等に耐性であることも示されています。したがって、*D. capnocytophagoides*が同定された場合は、薬剤感受性試験も行うことが重要となります。

表3に、*D. capnocytophagoides*とともにコロニーが特異的な「におい」を放つ菌種を挙げておきます。このように分離された菌をにおいから推察できるケースがあることを知っておきましょう。

表3 集落の「臭気」から推察される菌

臭気	菌種／属名
線香臭	*Pseudomonas aeruginosa*
精液臭	*Haemophilus influenzae*, *Pasteurella* spp.
果実臭	*Alcaligenes faecalis*, *Myroides odoratus*
ストロベリー臭	*Dysgonomonas capnocytophagoides*
カラメル臭	*S. anginosus*, *S. constellatus*, *S. intermedius*
アンモニア臭	*Proteus* spp., *Morganella* spp., *Providencia* spp.
塩素臭	*Eikenella corrodens*
カビ臭	*Nocardia* spp.
酸臭	*Legionella pneumophila* subsp. *pneumophila*
糞便臭（馬小屋臭）	*Clostridium difficile*
青菜臭	*Stenotrophomonas maltophilia*
悪臭	多くの嫌気性菌

文献
1) 末武光子, ほか. Otol Jpn 2000; 10（2）: 89-94
2) IASR 2013 3月号; 34: 67-68
3) 日本感染症学雑誌 2017; 91 臨時増刊号: 295
4) Kawakami H, et al. Int Ophthalmol 2014; 34（3）: 634-646
5) Zbinden A, et al. J Clin Microbiol 2011; 49（2）: 523-527
6) Leung MH, et al. J Clin Microbiol 2012; 50（5）: 1684-1690
7) Naser SM, et al. Int J Syst Evol Microbiol 2006; 56（Pt 2）: 413-416
8) Gelfand MS, et al. J Clin Microbiol 2015; 53（6）: 2001
9) Vaughan LB, et al. J Clin Microbiol 2014; 52（6）: 1811
10) Vaughan LB, et al. J Clin Microbiol 2014; 52（6）: 2287
11) Hironaga M, et al. Jpn J Infect Dis 2008; 61（3）: 212-213

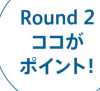

Round 2 ココがポイント！

- 肺炎球菌でムコイド型集落を形成する大半の株は血清型3である（分離が極めて稀な血清型37もムコイド型集落）。
- 血清型3の肺炎球菌は莢膜が厚く、白血球に貪食されにくいため、病原性が強い。
- ムコイド型肺炎球菌が起炎菌の急性中耳炎（難治性中耳炎）をムコーズス中耳炎とよぶ。
- 血清型3の肺炎球菌は従来、ペニシリン感性であったが、近年、莢膜の置換によってペニシリン耐性菌が登場しているので、薬剤感受性試験の実施が重要である。
- *Enterococcus*属菌のなかで運動性のある菌は、*E. casseliflavus*と*E. gallinarum*である。前者は黄色の色素を産生するが、後者は産生しないので鑑別できる。
- 集落の臭気から推察できる菌がいくつかある。
- ストロベリー臭を呈する*Dysgonomonas capnocytophagoides*は質量分析法で*D. gadei*と誤同定されるので、「臭気」でこれを「感知」してほしい！

Round 3　コロニーの「溶血性」、「感触」

今回のテーマは「集落(コロニー)の"溶血性"、"感触"」です。

菌トレを始める前に
～臨床微生物検査のトリプル・トライアングルモデル(仮称)について

　過去の2回の「菌トレ」で述べたように、起炎菌の同定にあたっては「臨床情報」、「染色像」、「集落＆五感」の三角関係が極めて重要であることは再三再四強調してきました（図1）。その上で、「感染症診療に従事する技師の仕事は患者さんのためにある」ことをみなさんに印象づけようと、図2をつくってみました。

　本邦初公開のこの図の名前は、「トリプル・トライアングルモデル（仮称）」です。図1の頂点の1つである「臨床情報」を「患者」に置き換え、「染色像」を「グラム染色」にして、その先に新たな頂点として「感染管理」を設け、「集落＆五感」を「培養・同定」に置き換えて、その先に新たな頂点として「治療」を設け、「感染管理」と「治療」の中間に「薬剤感受性試験」を据えました。日常的な病原微生物検査の質の向上が切望されている現状に鑑み、これをトリプル・トライアングルモデルの中心に置きました。その上には、医師・看護師の方にお願いしたい適切な検体採取を置きました。そして、われわれ臨床微生物検査に携わる者に求められる起炎菌の診断および抗菌薬適正使用の支援（antimicrobial stewardship）および疫学解析およびサーベイランスの実施を明記しました。

　日常の臨床検査の現場では、ふと、「いったい何のために仕事をしているのだろう」と思うことがあるかもしれません。そのときにはこのモデルを思い出し、動機づけに役立ててください。

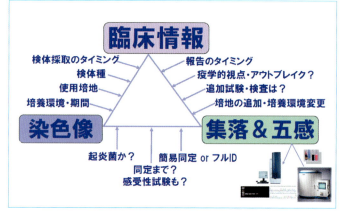
図1　起炎菌同定の思考フレーム

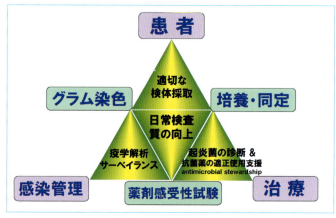
図2　臨床微生物検査のトリプル・トライアングルモデル

菌トレ 7 コロニーの「溶血性」から菌を推定する

図3に、細菌性髄膜炎を起こした日齢8の女児の血液培養から実施したグラム染色像（左側）、サブカルチャー2日目のコロニー像（右側上）、さらに、培地上の謎の反応（右側下）を示しました。さて、この菌は何でしょうか。答えはB群溶血レンサ球菌（Group B Streptococcus：GBS）です。

菌トレ⑦-1
GBSとは

まず、GBSについて説明しておきたいと思います。表1は、β溶血レンサ球菌の種類と性状をまとめたものです。GBSに該当するのは、上から2番目のStreptococcus agalactiaeです。この菌は、最初に乳房炎のウシから分離されたため、「乳が出にくい」という意味の名前がつけられています。この菌以外のGBSには、ハイイロアザラシから分離されたStreptococcus halichoeri[1]がありますが、この表には入れていません。この菌は、後に男性の膿胸患者からも分離されました[2]。Vitek2 & API 20 STREPでは同定できなかったものの、質量分析で同定されたと報告されています[2]。S. agalactiaeとS. halichoeriには、馬尿酸水解試験において前者は陽性、後者は陰性という反応の違いがあります[1]。そして、実は、S. halichoeriは溶血性のないGBSなのです。

さて、S. agalactiaeは、臨床微生物検査に携わる人たちの間で大変人気のある菌種です。その理由はこの菌がつくる微妙な溶血環が堪らないそうです。それに比べ、表1の上から3番目のStreptococcus pseudoporcinusは大きな溶血環をつくります。この菌は、グラム染色像からグラム陽性双球菌あるいはレンサ球菌であることがわかり、溶血環をみればS. agalactiaeと容易に鑑別できる"溶血し過ぎるGBS"です[3]。名前にpseudoがついていることから、Streptococcus porcinus（表1の最下段）と誤同定される菌であることもわか

菌トレ⑦ さて，この菌なんだろう？

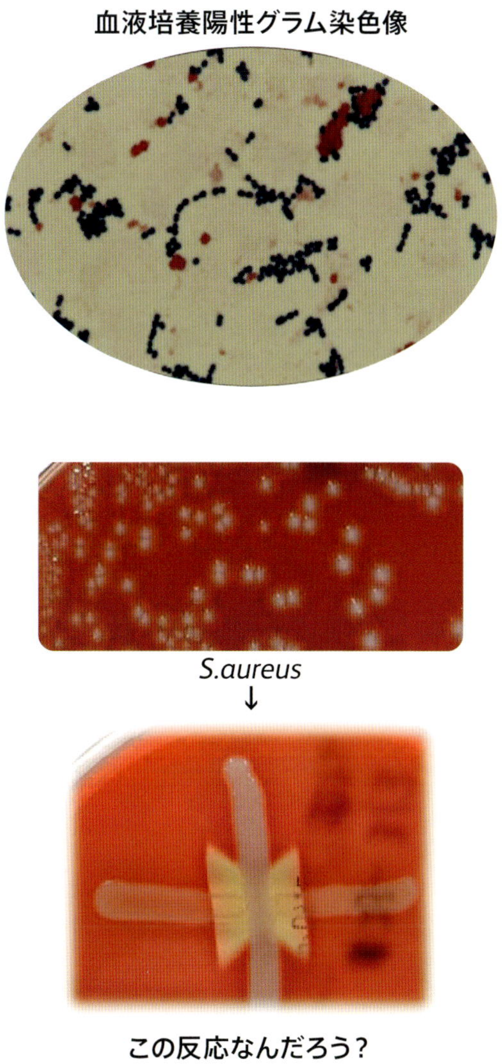

血液培養陽性グラム染色像

S.aureus
↓

この反応なんだろう？

図3 日齢8 女児 細菌性髄膜炎

表1 β溶血レンサ球菌の主な種類と性状

Species	Lancefield group(s)	宿主	PYR	CAMP	VP	その他
S. pyogenes	A	ヒト	+	−	−	バシトラシン感受性
S. agalactiae	B	ヒト,ウシ	−	+	−	馬尿酸水解（＋） ソルビトール（−）
S. pseudoporcinus	E,P,NG1 Bとクロス反応	ヒト	+/-	+	V	馬尿酸水解（＋） ソルビトール（＋） 溶血環（大）
S. dysgalactiae subsp. dysgalactiae	C,(L)	動物	−	−	−	
S. dysgalactiae subsp. equisimilis	A,C,G,L	ヒト	−	−	−	
S. equi subsp. zooepidemicus	C	動物	−	−	−	ソルビトール（＋）
S. canis	G	イヌ	−	+/−	−	
S. anginosus	A,C,G,F	ヒト	−	−	+	集落が小さい
S. porcinus	E,P,U,V	ブタ	+	+	V	馬尿酸水解（−） ソルビトール（＋）

PYR; Pyrrolidonyl aminopeptidase

ります。Suwantaratら[4]は、女性器由来の検体から分離されたGBS 3,276株中32株（1%）が*S. pseudoporcinus*であったとしています（妊婦から25株、非妊婦から7株）。性感染症が関与している可能性が示唆されています。腟分泌物からGBSが分離された際には、血液寒天培地上のコロニーの溶血環を観察してください。溶血環が大きければ*S. pseudoporcinus*である可能性があります。なお、*S. pseudoporcinus*は馬尿酸水解試験が陽性、*S. porcinus*は陰性という違いがあります。

菌トレ⑦-2
CAMP試験とは

ここでもう一度、図3を見直してください。一番下に謎の反応が示されています。*Staphylococcus aureus*を縦に塗り、GBSを横に塗ると、矢印状の溶血が観察されたというものです。さて、これは何でしょうか。

これはCAMP試験と呼ばれるもので、GBSの産生するCAMP因子が*S. aureus*に作用してβ-hemolysinの活性が増強され、溶血性が高まるという現象が観察できます。菌をもって菌を推測する方法と言えます。なお、CAMPは、この試験方法を提唱した研究者3人のfamily nameの頭文字を並べたものです。ちなみに、*S. aureus*と*Arcanobacterium haemolyticum*を交差させて塗った場合に溶血が弱まる現象は、"CAMP抑制反応"と呼ばれています（図4上）。この現象は、*A. haemolyticum*の産生するphospholipase Dが*S. aureus*のβ-hemolysin活性を抑制することに起因します。また、*Clostridium perfringens*に、*S. agalactiae*を交差させて塗ると溶血が増強する現象は、逆CAMP試験の陽性反応です（図4下）。

菌トレ⑦-3
変わり者GBS

白い綿棒がオレンジ色に染まるコロニーを形成するGBSが存在します（図5）。このオレンジの色素（carotenoid pigment）は宿主の食細胞性防御機構を阻害します。つまり、この類のGBSはβ-hemolysin/cytolysinで宿主組織を攻撃しながら、一方で宿主免疫から身を守る術を取得しているのです[5]。細菌が「槍」と「盾」を巧妙に使い分けている！なんと奥深いことでしょうか。

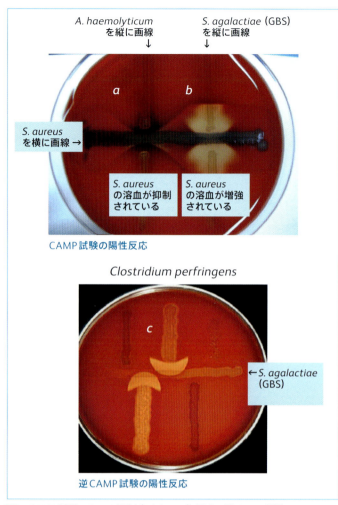

図4　CAMP試験、CAMP抑制（inhibition）反応、逆CAMP試験

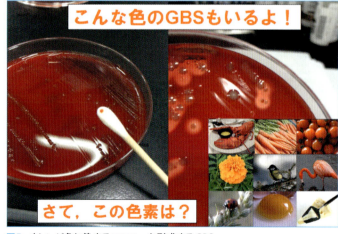

図5　オレンジ色に染まるコロニーを形成するGBS

菌トレ8　コロニーの「感触」から菌を推定する

菌トレ⑧-1
押すとコロニーが「ズリズリん」と動く

次の菌トレは「感触」です。図6は市中肺炎を発症した80代女性の喀痰のグラム染色像（上段）と血液寒天培地上のコロニー像です（下段）。グラム染色像では、陰性球菌が貪食されている様子が観察されます。血液寒天培地上のコロニーは乾燥しているようにみえ、押すと培地上をずれるように移動します（私は"ズリズリん"と表現しています）。ニトロセフィン法による発色がみられることからβ-ラクタマーゼ産生陽性である

ことがわかりますが、さて、この菌は何でしょうか。

答えは、*Moraxella catarrhalis*です。この菌の同定について、表2のような質問を行うことがありますが、ここではとっておきの方法を伝授しようと思います。

Clinical & Laboratory Standards Institute（CLSI）のAbbreviated Identification of Bacteria and Yeastガイドライン第2版における*M. catarrhalis*の項には、コロニーの性状について、サイズが1mm超、滑らか、円形、くすんだ灰～白色もしくはベージュで、かつ"hockey puck test"が陽性（日本語的には「ズリズりんテスト陽性」）であれば、それと判定できると記載されています。また、暫定的同定の条件には、グラム陰性双球菌、オキシダーゼ陽性、カタラーゼ陽性、押すと血液寒天培地上をコロニーが移動することが挙げられ、かつブチラート陽性あるいは酢酸インドキシル陽性であれば*M. catarrhalis*と確定できるとされています。

とっておきの方法は、CLSIのガイドラインの中にも記載されている「ブチラート試験」です。試薬さえ入手すれば、*M. catarrhalis*同定検査を吉野家の牛丼に例えることができます。つまり、本菌種の同定を安価で迅速で簡便に行うことが可能になります（図7）。

菌トレ⑧-2
*M. catarrhalis*による敗血症

最近、*M. catarrhalis*による敗血症の報告を散見します。この菌は、グラム染色における脱色が不十分な場合、グラム陽性菌と見誤るリスクがあります。血液培養検査が陽性であれば、喀痰あるいは他の検体もチェックし、分離された菌が同一菌種か否かを確認します。

わたしたちは*M. catarrhalis*による致死性の敗血症を経験しました[6]。Sanoら[7]は人工血管移植感染症と*M. catarrhalis*菌血症の関連について報告しています。島崎ら[8]は*M. catarrhalis*による菌血症を発症した生来健康な11ヵ月の男児例を報告しています。したがって、この菌は血液から分離されることがあると認識しておいてください。

なお、同じようにみえる染色像であっても、検体材料が異なれば推定される菌も違ってくることを示したのが図8です。医師および看護師の方にも知っておいていただきたいと思います。

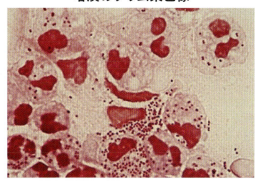

図6 80代 女性 市中肺炎

表2 あなたの施設では*M. catarrhalis*の同定をどのように行って報告しますか？

① 同定キット／自動同定機器
② グラム染色像＆触感＆β-ラクタマーゼ試験
③ 上記②の例外あり
　e.g. 無菌材料、β-ラクタマーゼ陰性など→同定キット
④ 上記②＆DNase産生性
⑤ その他

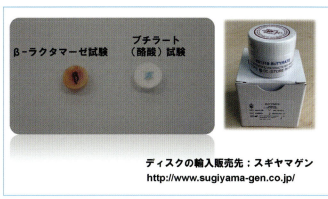

図7 *M. catarrhalis*の安価・迅速・簡便な同定法

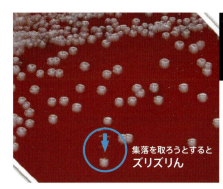

図8 検体材料が異なれば推定される菌種も違う

菌トレ 9 *Acinetobacter baumannii*による院内肺炎

さて、Round 3最後の菌トレです。図9に院内肺炎から敗血症を起こした80代女性の喀痰のグラム染色像（上）と血液寒天培地（左下）およびBTB寒天培地（右下）上に形成されたコロニーを示します。さて、この菌は何でしょうか。ここでのポイントは、院内肺炎という点です。答えは*Acinetobacter baumannii*ですが、この菌も実に奥が深いので紐解いていきたいと思います。

*A. baumannii*は、*Acinetobacter calcoaceticus baumannii* complex（ACB complex）に含まれる菌種の1つです。ACB complexは次々に仲間を増やしているのですが、現時点で整理すると名称が決まっていない1菌種を含めて7菌種で構成されています（表3）。また、これらの菌については、質量分析装置による菌種レベルでの同定は困難というのが現状です。わたしたちは*A. baumannii*を対象に、multiplex PCRを用いた分子疫学解析用（POT）キットの識別能、同キットとパルスフィールド核酸電気泳動法（PFGE）との一致率を検討しました。その結果、同キットがこの菌の同定に有用である感触を得ています。

なお、薬剤耐性*Acinetobacter*は感染症法上の5類感染症の起炎菌に指定されており、届け出のために必要な検査所見が厚生労働省の資料（https://www.mhlw.go.jp/bunya/kenkou/kekkaku-kansenshou11/01-05-140912-4.html）に示されています。この基準に該当する菌を検出した場合は、報告義務が生じます。そこで、*Acinetobacter*についてはカルバペネマーゼ産生菌か否かの検査が重要となるのですが、modified Hodge Test（MHT）は感度の低さからCLSIはこれを削除しました。一方、modified Carbapenem Inactivation Method（mCIM）はカルバペネマーゼ検出法として主流になりつつありますが、*Acinetobacter*は対象となっていません。したがって、残るはCarbaNP testということになります。

これらカルバペネマーゼ検出法については、次回の菌トレRound 4で解説したいと思います。

文献
1) Lawson PA, et al. Int J Syst Evol Microbiol 2004; 54（Pt 5）: 1753-1756
2) Foo RM, et al. J Clin Microbiol 2014; 52（2）: 681-682
3) Gullett JC, et al. J Clin Microbiol 2017; 55（6）: 1604-1607
4) Suwantarat N, et al. J Clin Microbiol 2015; 53（12）: 3926-3930
5) George Y, et al. PNAS 2004; 101（40）: 14491-14496
6) Ohkusu K, et al. Pediatr Infect Dis J 2001; 20（9）: 914-915
7) Sano N, et al. J Med Microbiol 2010; 59（Pt 2）: 245-250
8) 島崎俊介, ほか. 小児感染免疫 2013; 25（2）: 151-155

菌トレ ⑨　さて，この菌なんだろう？

喀痰のグラム染色像

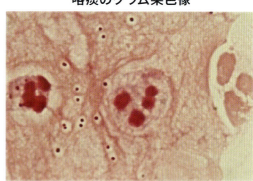

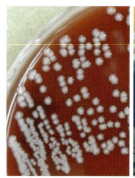 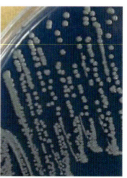

図9　80代 女性　院内肺炎＆敗血症

表3　*A. calcoaceticus-A. baumannii* complex　6菌種＋1

Species	Genomic species
A. calcoaceticus	1
A. baumannii	2
A. pittii	3
A. nosocomialis	13TU
A. seifertii	Close to 13TU
A. dijkshoorniae	–
Unnamed	Between 1 and 3

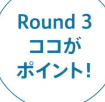

Round 3 ココがポイント！

- *Streptococcus agalactiae*はB群のβ溶血連鎖球菌（GBS）でCAMP試験陽性、馬尿酸試験陽性である。
- *S. pseudoporcinus*は近年、膣分泌物から分離されることが報告された。本菌はB群ではないものの、クロス反応によりGBSと判定される。しかし、*Streptococcus agalactiae*は溶血環が狭いが、*S. pseudoporcinus*の溶血環は広い。
- *Moraxella catarrhalis*は集落を取ろうとすると培地上を滑る"hokey puck"試験陽性である。
- 本菌の簡易同定として、ブチラート（酪酸）試験の陽性を確認する試薬が販売されているので活用していただきたい。
- *Acinetobacter baumannii*はACB（*A. calcoaceticus – A. baumannii*）complexに属している。本コンプレックスを構成する菌種として、近年、*A. pittii*、*A. nosocomialis*、*A. seifertii*、*A. dijkshoorniae*が仲間入りした。ACB complexはまだ菌名が定まっていない1菌種と併せて7菌種で構成されている。
- *Acinetobacter*属菌のカルバペネマーゼの検出において、CLSIはmCIMを推奨していないが、改良法であるCIMTrisは有用である。

Round 4 | コロニーの「外観」、「色」、「におい」part 2

今回のテーマはRound 2でもとり上げた「集落(コロニー)の"外観"、"色"、"におい"」で、そのpart 2ということになります。

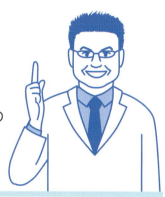

菌トレを始める前に
～感染症で倒産した世界で唯一のホテルをみてきました

　先月（2017年6月）、「臨床・検査標準協会（Clinical and Laboratory Standard Institute：CLSI）」会議が米国フィラデルフィアで開催されました。この会議に出席するついでに、在郷軍人病（レジオネラ感染症）で名高い、当時はベルビュー・ストラスフォードという名称であったホテルを訪れてきました。このホテルは、今ではハイアットと名称を変えて営業されています。感染症で倒産した世界で唯一つのホテルとして、知る人ぞ知る名所になっています。

　さて、余談はこのぐらいにしてRound 4を始めましょう。今回はRound 2でもテーマに掲げたコロニーの「外観」、「色」、「におい」のpart 2です。

菌トレ 10　コロニーの「外観」をとらえる

菌トレ⑩-1
60代女性に発症した肝膿瘍の原因菌を探る

　まず、コロニーの「外観」と染色像をとらえて菌を推定します。図1に、肝膿瘍を発症した60代女性のグラム染色像（上段）とBTB寒天培地上に形成された粘性のコロニー（下段）を示します。さて、この菌は何でしょうか。これはみなさんも日常的に遭遇している*Klebsiella pneumoniae*です。今回は、この菌について紐解きます。

　この菌のコロニーはネバネバしていて、触れて引っ張ったときにできる糸の長さは5mm以上になります（図2）。この菌が示す過粘稠性を確認する試験を string test といいます。*K. pneumoniae*の高い粘稠性は、mucoviscosity-associated gene A（*magA*：染色体性）と regulator of

菌トレ⑩　さて，この菌なんだろう？

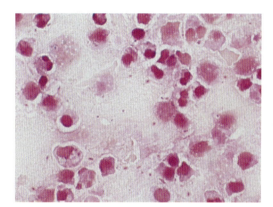

西神戸医療センター 山本剛先生のご厚意による

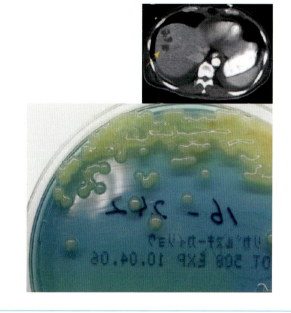

図1　60代 女性　肝膿瘍

mucoid phenotype A（rmpA：プラスミド性）の2つの遺伝子に関係するとされ[1]、特に、magA遺伝子は血清型1型の莢膜合成に関わるとされています。また、Nadasyら[2]はrmpA遺伝子発現が肝膿瘍に関係するとしています。

K. pneumoniaeは敗血症、肝膿瘍とともに眼内炎の原因にもなります[3]。血液培養でこの菌が検出された場合は、眼内炎を発症していないかを注意深く観察する必要があります。特に、糖尿病患者で眼内炎のリスクが高いとされています。

菌トレ⑩-2
K. pneumoniaeの同定法

K. pneumoniaeには3つの亜種が存在します（表1）。これらを鑑別するには、Voges–Proskauer (VP) testと尿素分解試験を用います。

この表に3つの設問を載せていますが、問1のKlebsiella oxytocaはK. pneumoniaeとならぶKlebsiella属の主要な菌です。この2つの菌は外見上の区別が困難ですので、インドール試験を行い、陽性であればK. oxytocaと判定します。

問2のRaoultella ornithinolyticaは、属がKlebsiellaから変更になったものです。オルニチン試験を行い、陽性であればR. ornithinolyticaと判定します（近年、オルニチン試験陰性株あり）。

問3の答えはKlebsiella variicolaです。2004年に新種登録された菌で、ヒト以外からも様々なところで見つかったという名前がつけられています[4]。K. pneumoniaeとの鑑別には、糖分解能試験を用います。K. pneumoniaeはAdonitol陽性、L-Sorbose陰性、K. variicolaはそれぞれ陰性、陽性です（ただし今後の追加検討が必要）。

菌トレ⑩-3
K. pneumoniaeのカルバペネマーゼ産生の有無を知るには

K. pneumoniaeは、カルバペネム耐性腸内細菌科細菌（CRE）の代表格の1つです。表2に示したように、CREはβ-ラクタマーゼ産生量の増加とポーリンの変化を有するものと、カルバペネム分解酵素（カルバペネマーゼ）を産生するもの（CP-CRE）に分類されています。ここでは後者について説明します。

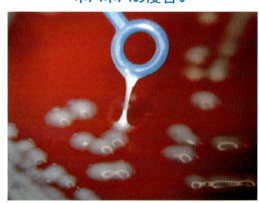

図2 Klebsiella pneumoniaeのコロニー

表1 Klebsiella pneumoniaeの3亜種

3亜種	VP	尿素分解
K. pneumoniae subsp. pneumoniae	＋	＋
K. pneumoniae subsp. ozaenae	－	－
K. pneumoniae subsp. rhinoscleromatis	－	－

問1 K. oxytocaとの鑑別性状は？
問2 Raoultella ornithinolytica (K. ornithinolytica)との鑑別性状は？
問3 自動同定機器で鑑別できないために誤同定されている菌種は？

3-1. CIM法とmCIM法

カルバペネマーゼの産生を検出する方法として、2017年6月のCLSIの会議で、M100-S27にmodified Carbapenem Inactivation Method（mCIM法）を新たに掲載することが決まりました。この方法について以下に説明します。

表3にCIM法とmCIM法の相違点を示しました。

CIM法では、容器に水、菌液（10μL）、メロペネムディスクを入れて35℃で2時間培養、ディスクを取り出しMueller-Hinton寒天培地上に置き、大腸菌と35℃で6時間以上培養します。ディスク周囲に発育阻止円ができなければカルバペネマーゼ産生菌と判定されます。簡便で重宝されていました

表2 カルバペネム耐性腸内細菌科細菌（CRE）

A. β-ラクタマーゼ産生量の増加とポーリンの変化
- 染色体性の誘導型AmpCセファロスポリナーゼを大量に産生し、細菌の外膜に存在する薬剤の透過孔となっているポーリンが減少あるいは欠失したEnterobacter属菌
- プラスミド媒介性のDHA型クラスCセファロスポリナーゼやCTX-M型ESBLを多量に産生し、同時にポーリンが減少したり欠失した肺炎桿菌など

B. カルバペネム分解酵素（カルバペネマーゼ）の産生
→カルバペネマーゼ産生腸内細菌科細菌（CP-CRE）
- ClassA
  KPC, SME, NMC-A, IMI, PER, GES, SFO, SFC, IBC
- ClassB
  IMP, VIM, NDM, SPM, GIM, SIM
- ClassD
  OXA, PSE

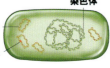

が、感度を向上させる必要性が指摘されていました。そこで考案されたのがmCIM法です。どこが修正されたのかというと、接種菌量について腸内細菌科細菌は1μL loop、ブドウ糖非発酵菌は10μL loopとした点、trypticase soy broth（TSB）で35℃、4時間培養するとした点、そして、Mueller-Hinton寒天培地上で一昼夜培養した後に判定するとした点が挙げられます。

3-2. eCIM法

2017年6月のCLSIの会議では、EDTA-modified Carbapenem Inactivation Method（eCIM法）という新たなカルバペネマーゼ産生に関する判定法が検討されました。

これは、メタロ-β-ラクタマーゼ（MBL）を失活させる作用を有するエチレンジアミン四酢酸（EDTA）の添加（5mM）の有無によってメタロ-β-ラクタマーゼ（MBL）か否かを判定する方法です。EDTAの添加の有無に関わらず発育阻止円ができなければMBL産生陰性（図3）、EDTA無添加で観察されない発育阻止円が添加によって生じればMBL産生陽性となります（図4）。eCIM法は2018年のM100-S28に掲載されました。

3-3. 薬剤感受性試験からCP-CREを推定

ここまで、カルバペネマーゼ産生についての検査法の話をしてきましたが、CREの判定はディスク拡散法（DD）あるいは薬剤感受性試験（最小発育阻止濃度：MIC）の結果に基づいて行うのが基本です。

この点に関して、Imaiら[5]の重要な報告を紹介します。論文ではモキサラクタムとなっていますが、これは国内ではラタモキセフのことで、そのMICが16mg/L以上の場合は、カルバペネマーゼ産生腸内細菌科細菌（CPE）と考えてよいというものです。他の抗菌薬においても目安となるMIC値が明らかになりつつあるということで、CPEに関する極めて単純なスクリーニング法として期待できそうです。

表3　CIM vs. mCIM

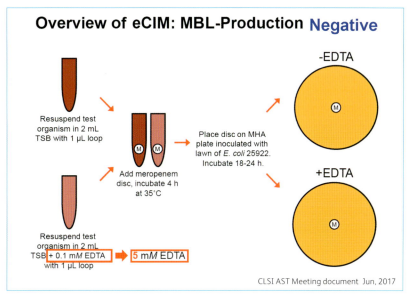

図3　eCIM（MBL陰性）

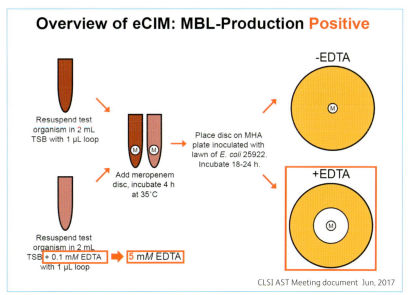

図4　eCIM（MBL陽性）

番外菌トレ1　*Acinetobacter*属菌のカルバペネマーゼ産生を見つける裏技！

Round 3で、"*Acinetobacter*属のカルバペネマーゼ産生の判定にはCarbaNP testで"という方向にあると述べました。しかし、感度が21％台と低く、CLSI M100-S28ではCarbaNP testの対象から*Acinetobacter*属は削除されることになりました。よい方法はないのかと思っていたところに朗報です。Uechiら[6]が、カルバペネマーゼを抽出するCIM法で、水を0.5MのTris-HCL（pH7.6）緩衝液に換えて行う新たな検出法を考案しました。彼らは、この方法をCIMTrisと称しています。CIMTrisの感度は97.6％、特異度は92.6％であり[6]、*Acinetobacter*属が産生するカルバペネマーゼの検出に有用と考えられます。

菌トレ11　コロニーの「色」をとらえる

さて、次はコロニーの「色」に注目です。Round 2では白い綿棒でつつくと黄色に染まるコロニーの話をしましたが、今回は紫色です（図5）。染色像ではグラム陰性桿菌のようにみえます（図5上）。培地上に形成されたコロニーは紫から黒に近い色を呈しています（図5下）。さて、この菌は何でしょうか。

答えは、*Chromobacterium violaceum*です。「*Chromo*」は色、「*bacterium*」は小桿菌、「*violaceum*」は紫色を意味します。*C. violaceum*の仲間に*Chromobacterium haemolyticum*という菌がいますが、こちらはβ溶血性を有します。*C. haemolyticum*がオキシダーゼ試験陽性なのに対し、*C. violaceum*は陰性という点でも両者は異なっています[7]。

*C. haemolyticum*を自動分析装置にかけると、データベースに同菌種の登録がないため*C. violaceum*だと判定されてしまいます。しかも、excellent identificationという信頼レベルが表示されます。そのようなときには、みなさんは慌てず騒がず、コロニーが紫色を呈するか否かをみて、さらに、オキシダーゼ試験を追加してください。なお、Takenakaら[8]は*C. haemolyticum*感染による肺炎症例を報告しています。

BTB寒天培地上のコロニーが見事な青色を呈する菌がいます（図6）。この菌の名前は*Chromobacterium aquaticum*です。綿棒で擦ると褐色を呈します（図6左）。血液寒天培地上のコロニーの周囲に溶血を認めます（図6右）。オキシダーゼ試験、カタラーゼ試験ともに陰性となります。これらの特徴をもって、他の*Chromobacterium*属の菌と鑑別してください。

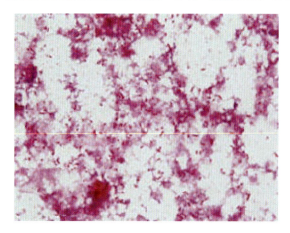
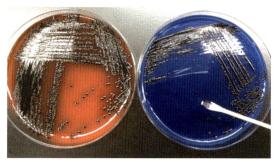

図5　20代 男性　皮膚潰瘍＆敗血症

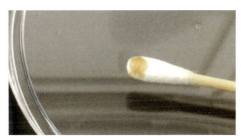
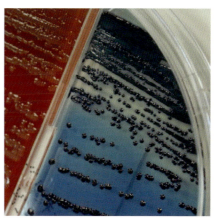

- オキシダーゼ試験 陰性
- カタラーゼ試験 陰性
- 血液寒天培地で β溶血

図6 *Chromobacterium aquaticum* のコロニー

菌トレ 12　コロニーの「におい」をとらえる

　Round 4最後の菌トレに移ります。今度は「におい」です。図7は、肺炎および敗血症を起こした肺癌末期で自宅療養中の80代男性の血液培養液のグラム染色像（上）と、サブカルチャーで発育したコロニー（下）です。コロニーは独特のにおいを発しています。図8は、同じ80代男性の喀痰のグラム染色像（上）と血液寒天培地上のコロニー（下）です。さて、この菌は何でしょうか。

　答えは、*Pasteurella multocida* subsp. *septica* です。Pasteur博士の名前が属の名称の中に入っています。「*multo*」はたくさんの、「*cida*」は殺すという意味で、たくさんの動物が苦しめられてきたことに由来します。この患者さんがペルシャ猫と小型犬を室内で飼っていたことも、菌を推定する上でのヒ

血液培養液のグラム染色像

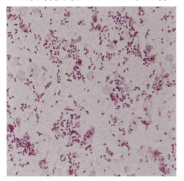

サブカルチャーの集落

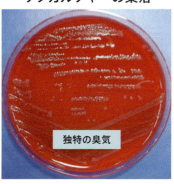

独特の臭気

図7　80代 男性（肺癌末期自宅療養中）　肺炎／敗血症
　　ペルシャ猫、小型犬（室内飼育）

菌トレ ⑫　さて，この菌なんだろう？

喀痰のグラム染色像

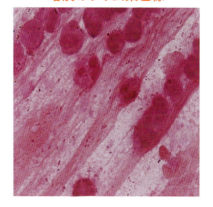

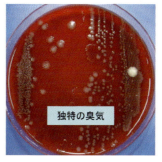

独特の臭気

- オキシダーゼ試験 陽性
- カタラーゼ試験 陽性
- 硝酸塩還元試験 陽性

図8　*Pasteurella multocida* のグラム染色像とコロニー

ントだったわけです。

この菌には3つの亜種が存在しますが、質量分析による同定はP. multocidaまでです。これら3つの亜種を鑑別するには、ソルビットとドルシットの糖分解能の違いをみなければなりません（表4）。なお、P. multocida subsp. septicaは、16S rRNAの塩基配列の違いから他の2亜種との鑑別が可能です。

さて、菌トレ⑫のテーマが「におい」だったことを忘れてはなりません。この表はRound 2でも提示しましたが、Pasteurella属菌のコロニーが発する独特の「におい」を精液臭と表現しています（表5）。

文献
1) Yu WL, et al. Clin Infect Dis 2006; 42 (10) : 1351-1358
2) Nadasy KA, et al. Clin Infect Dis 2007; 45 (3) : e25-e28
3) Mustafa OM, et al. N Engl J Med 2016; 374 (26) : e33
4) Rosemblueth M, et al. Syst Appl Microbiol 2004; 27 (1) : 27-35
5) Imai W, et al. J Clin Microbiol 2017; 55 (7) : 2276-2279
6) Uechi K, et al. J Clin Microbiol 2017; 55 (12) : 3405-3410
7) Han XY, et al. Int Syst Evol Microbiol 2008; 58 (Pt 6) : 1398-1403
8) Takenaka R, et al. Jpn J Infect Dis 2015; 68: 526-529

表4　P. multocida亜種＆類縁菌との鑑別性状

菌種（亜種）	オルニチン	インドール	ウレアーゼ	糖分解 マンニット	ソルビット	ドルシット
P. multocida subsp. septica	+	+	−	+	−	−
P. multocida subsp. multocida	+	+	−	+	+	−
P. multocida subsp. gallicida	+	+	−	+	+	+
P. dagmatis	−	+	+	−	−	−
P. gallinarum	−	−	−	−	−	−
P. canis	+	d	−	−	−	−
P. stomatis	−	+	−	−	−	−

表5　集落の「臭気」から推察される菌

臭気	菌種／属名
線香臭	Pseudomonas aeruginosa
精液臭	Haemophilus influenzae, Pasteurella spp.
果実臭	Alcaligenes faecalis, Myroides odoratus
ストロベリー臭	Dysgonomonas capnocytophagoides
カラメル臭	S. anginosus, S. constellatus, S. intermedius
アンモニア臭	Proteus spp., Morganella spp., Providencia spp.
塩素臭	Eikenella corrodens
カビ臭	Nocardia spp.
酸臭	Legionella pneumophila subsp. pneumophila
糞便臭（馬小屋臭）	Clostridium difficile
青菜臭	Stenotrophomonas maltophilia
悪臭	多くの嫌気性菌

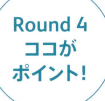
Round 4 ココがポイント！

- Klebsiella pneumoniaeの過粘稠性の確認はString testで行い、5mm以上の糸を引けば陽性と判定する。
- この高い粘稠性はmagAとrmpA遺伝子に関係している。magA遺伝子は血清型1型(K1)の莢膜合成に関与する。
- 質量分析法の導入により、K. pneumoniaeと集落の外観では鑑別できない類縁菌種K. variicolaが分離・同定されるようになった。
- CLSIは，腸内細菌科細菌のカルバペネマーゼの検出法としてmCIMを推奨している。また、メタロ-β-ラクタマーゼ（MBL）産生か否かを判定する方法として、EDTAを用いたimCIM（現在は名称を変更してeCIM）を推奨している。
- Chromobacterium violaceumは紫色の色素を産生するグラム陰性桿菌である。類縁菌のC. haemolyticumはβ溶血を示すが、自動同定機器や同定キットでC. violaceumと誤判定されることがある。両者の鑑別ポイントとして紫色の色素産生かβ溶血か否かの確認が重要である。
- ネコやイヌ咬傷後の敗血症（菌血症）の起炎菌として、Pasteurella multocidaは重要な菌種である。本菌種は質量分析法で同定できるが、亜種までの鑑別は困難である。ソルビット、ドルシッドの糖分解で鑑別できる。

Round 5 コロニーの「溶血性」、「感触」part 2

今回のテーマはRound 3でもとり上げた「集落（コロニー）の"溶血性"、"感触"」のpart 2ということになります。菌トレ＋虫トレということで、寄生虫も登場しますので、楽しんでください。

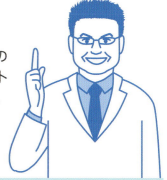

菌トレ 13　コロニーの「溶血性」をとらえる

菌トレ⑬-1
70代女性に発症した髄膜炎の原因菌は何か

　Round 3では、溶血性を示す菌としてGroup B *Streptococcus*（GBS）を紹介しました。今回もβ溶血性を持つ、70代女性に発症した髄膜炎の原因菌を探ります。
　図1にこの症例（case 1）の髄液のグラム染色像（上）と血液寒天培地上に形成されたコロニー像（下）を示します。グラム染色像に観察されている菌体は1個だけであり、髄液中の菌数が少ないという点がこの菌の特徴の1つになります。また、コロニーの周囲には、GBSと同様のうっすらとしたβ溶血が観察されます（写真では判別が難しいですね）。
　図2には、case 1と同一の菌が原因であった髄膜炎症例（case 2）の血液培養液（図2左上）とそのグラム染色像（図2右上）、血液寒天培地上（図2左下）およびBTB寒天培地上（図2右下）のコロニー像を示します。Case 2の血液培養液のグラム染色

髄液のグラム染色像

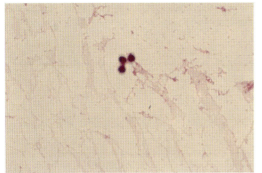

西神戸医療センター 山本 剛 先生のご厚意による

培養翌日 血液寒天培地の集落

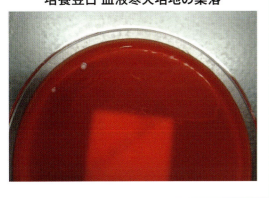

図1 70代 女性　髄膜炎（case 1）

菌トレ ⑬　さて，この菌なんだろう？

血液培養液のグラム染色像

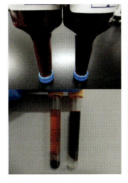 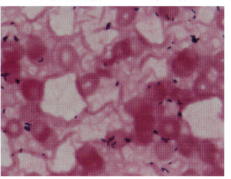

サブカルチャー 血液寒天培地　　**BTB寒天培地**

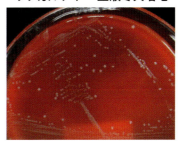 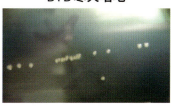

図2 髄膜炎を発症した70代女性（case 2）

25

像に観察された菌体は、Corynebacterium属菌のような形状をしています。サブカルチャーのコロニーはβ溶血が観察されます。そして、BTB寒天培地上にコロニーが形成されていることから、GBSではないことがわかります。

この2症例に生じた髄膜炎の原因菌は、Listeria monocytogenesです。「Listeria」は、消毒が手術部位感染を減らすことを発見したことで有名な英国の外科医の名前Listerに由来しています。「monocyto」は単球、「genes」は産生を意味します。この菌が動物に感染すると、単球が顕著に増加することからつけられた名称です。

表1に、Listeria monocytogenesの特徴を挙げました。Umbrella motilityは、半流動培地に菌を刺入した際の上層部で平面的に拡がる運動性が、まるで傘を開いたようにみえることを意味します。

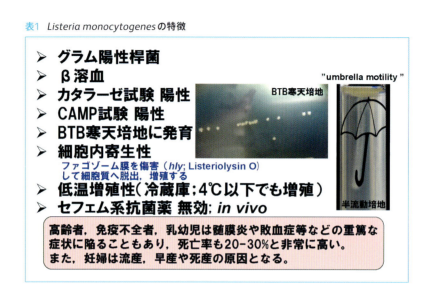

表1 Listeria monocytogenesの特徴

菌トレ⑬-2
L. monocytogenesの病原性

表1に示したように、L. monocytogenesの病原性には、細胞内寄生性、低温増殖性、セフェム系抗菌薬耐性が挙げられます。

1. 細胞内寄生性

L. monocytogenesは、食細胞に貪食されファゴゾーム内に貪食されても、Listeriolysin Oという酵素を分泌してこれを破壊、食細胞外に脱出して生きのびることができます。

2. 低温増殖性

L. monocytogenesは、室温だけでなく、低温環境でも増殖します。図3は、かに風味かまぼこといくら醤油漬けの内部での温度変化によるL. monocytogenesの経時的増殖状況をみたものです。4℃でも2週間程度で菌数が1オーダー（10倍）増えることがわかります。

低温増殖性で懸念されるのは食中毒です。L. monocytogenesが原因の食中毒についてのトピックスを紹介します。2014年に米国で起きた食中毒事件の原因は、なんとリンゴ飴でした。被害は12の州に及び、35人が発症し7人が死亡しました。米国のリンゴ飴はリンゴの周りにチョコレートなどがたっぷりコーティングされていますが、リンゴに棒が突き刺してあるのは日本と同じです。L. monocytogenesのアウトブレイクの機序については、刺した棒を介して水分がリンゴ内部から吸い上げられ、L. monocytogenesの存在する皮に達したことで菌の増殖

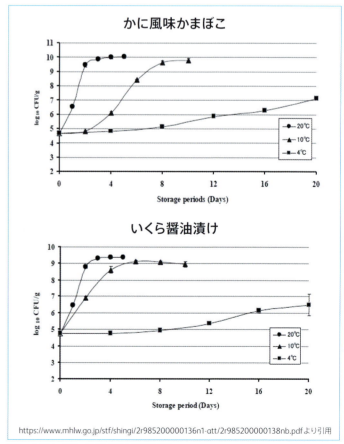

https://www.mhlw.go.jp/stf/shingi/2r985200000136n1-att/2r985200000138nb.pdfより引用

図3 食品内のリステリア菌の増殖状況

が促進されたと推察されています[1]。L. monocytogenes汚染による食中毒事例は、冷凍食品のアイスクリームでも起きています。やはり米国で3人が死亡しました。米国の全食中毒事例の原因としてListeria monocytogenesが占める件数は3番目に多く、米国疾病管理予防センター（CDC）の調査では年間約1,600人が死亡していると報告されています。

3. セフェム系抗菌薬にin vivoで耐性

L. monocytogenesは、in vitroではセフェム系抗菌薬に感性を示すものの、in vivoでは耐性です。髄膜炎にはセフトリアキソン等を使用する機会が多いと思いますが、L. monocytogenes感染症には無効です。高齢者、免疫不全者、乳幼児では敗血症なども引き起こします。症状が重篤化することもあり、死亡率は20〜30%に達します。また、妊婦が感染した場合は流産、早産、死産の原因になるとされていますので、これらのケースでは、特に注意を要します。

菌トレ⑬-3
L. monocytogenesの同定方法

L. monocytogenesを同定するにあたっては、髄液を3,000回転で10分以上遠心分離し、沈渣をグラム染色することが肝要です。理由は冒頭にも述べましたように、髄膜炎を起こしていてもL. monocytogenesの髄液中の菌数は10^3〜10^4CFU/mL程度しかなく、S. pneumoniaeに比較し感度が著しく低いことが挙げられます（図4）。La Scolea LJ Jr.ら[2]は、塗抹検査の陽性率は髄液中の菌数に関連するとしており、10^3CFU/mL程度しかないL. monocytogenesの場合は陽性率が30%程度となります。そのため、十分な遠心分離操作とその沈渣のグラム染色が必須です。

また、L. monocytogenesはグラム陽性桿菌ですが、球菌のように観察されることがあります（図5）。一方、図6は血液培養陽性のグラム染色像ですが、桿菌でCorynebacterium属菌のような形状を呈しています。L. monocytogenesはこれら2種類の染色像を呈することを念頭に置いてください。

さらに、血清型を決定することも疫学的に重要です。その理由は、ヒトから分離される血清型の分布と食品から分離されたそれとが大きく異なるからです。前者の場合は血清型4b型が約6割、1/2b型が約1/4、1/2a型が1割弱という分布になりますが、食品の場合は1/2a型が最多で5割強、1/2c型が2割弱であり、ヒトで最も多かった4b型は1割程度にとどまります。このことは、血清型4b型と1/2b型のヒトに対する病原性の高さを示唆するものと考えられます。臨床微生物検査はやはり奥深いですね。なお、血清型の決定は医療機関のルーチンワークでは難しいと思われますので、衛生研究所等に相談してください。

では、質量分析装置によるL. monocytogenesの同定についてはどうでしょうか。菌種レベルまでの同定が可能なのですが、類縁菌であるListeria innocua、Listeria ivanovii、Listeria seeligeriとの鑑別は困難です。なお、臨床の場で患者から分離されたListeriaは、殆どがmonocytogenesと考えられますが、表1の特徴もチェックしてください。

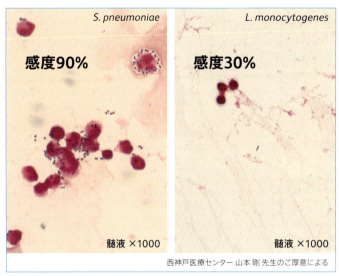

図4 髄液を遠心分離した沈渣のグラム染色像

西神戸医療センター 山本 剛 先生のご厚意による

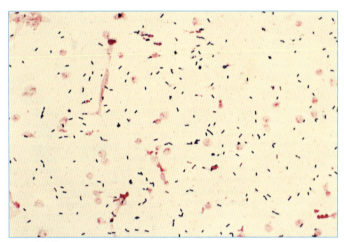

図5 球菌様のL. monocytogenes

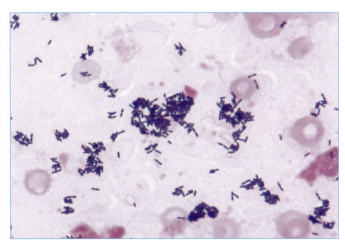

図6 Corynebacterium属菌様のL. monocytogenes

菌トレ 14　コロニーの「感触」をとらえる

　次は、コロニーの「感触」からの菌の推定です。図7に、化学療法施行中に重度の歯周病および口腔内出血を併発した急性骨髄性白血病（AML）の60代男性における血液培養液のグラム染色像（上）と、血液寒天培地上に形成されたコロニー像（下）を示します。この患者のように、血液培養でグラム陽性菌感染の所見があり、口腔内出血を併発している場合は、この菌が原因となって敗血症を引き起こす可能性があります。したがって、患者情報を入念にチェックする必要があります。

　血液培養液のグラム染色像からは*Staphylococcus*属菌が疑わしく、コロニーの粘稠性からは*Neisseria*属菌が疑わしいです。さて、この菌は何でしょうか。答えは*Rothia mucilaginosa*です。「*Rothia*」はRothという人の名前から、「*mucilaginosa*」は粘稠性のあるという意味です。*Stomatococcus*や*Micrococcus*だった属名が2000年に*Rothia*に変更されています。図8下のように、粘性を持つコロニーが培地から剥がれるという特徴を有します。

　福川ら[3]が化学療法中に菌血症を起こしたAML患者を対象に*R. mucilaginosa*の各種同定キットの性能を検討したところ、PMIC/ID-35（BD Phoenix™システム）およびGPIカード（VITEK 2）がいずれも同定確率99%という結果を得ました。なお、この菌にはpyrrolidonyl arylamidase（PYR）試験、leucine aminopeptidase（LAP）試験、エスクリン（ESC）試験がいずれも陽性になるという特徴もあります。また、Ramananら[4]は、血液培養で*Rothia mucilaginosa*陽性で、臨床的に感染症が明らかな25例中、22例（88%）は好中球減少症、19例（76%）は白血病であったとしており、患者が免疫不全状態にあるという点がこの菌を同定する上で重要な情報になると考えられます。

　*Rothia*属には*Rothia dentocariosa*という菌種があり、こちらがこの属の基準種とされています（図9）。「*dento*」は歯、「*ariosa*」は腐るという意味ですから、歯周病を起こす菌であることがわかります。*R. dentocariosa*はグラム陽性球桿菌あるいは分岐状の桿菌で、Kinyoun染色陰性、β-ラクタマーゼ試験陰性、カタラーゼ試験陽性です。コロニーが、*Nocardia*属の菌とよく似た"spoke-wheel"という独特の形状をとりますが、Kinyoun染色とβ-ラクタマーゼ試験を行えば両者の鑑別が可能です。

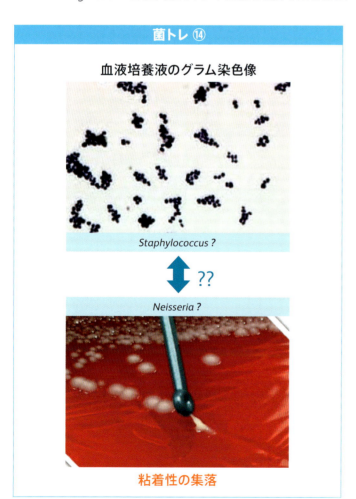

図7　60代 男性　AML化学療法中 敗血症
　　　重度の歯周病および口腔内出血を併発

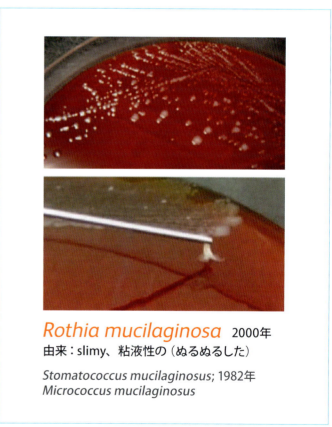

図8　*Rothia mucilaginosa*の集落と菌名の変遷

もう1つ、*Rothia*属の菌で紹介したいのは*Rothia aeria*です。「*aeria*」は「空気」を意味します。新種登録したのは岐阜大学の研究者です。宇宙ステーションミール内の空気から分離された菌で、α-グルコシダーゼ、β-グルコシダーゼ試験がともに陽性である点で*R. dentocariosa*あるいは*R. mucilaginosa*と鑑別できます。なお、最初の臨床例（新生児敗血症）は私たち岐阜大学のグループが報告しました[5]。

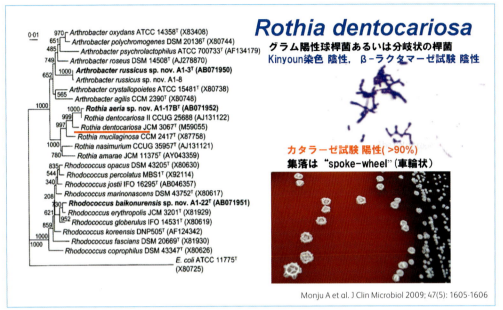

図9　*Rothia*属の菌種と*R. dentocariosa*の特徴

虫トレ1　20代男性に発症した好酸球性髄膜炎の原因は何か

さて、Round 5最後は「虫トレ」です。図10に、好酸球性髄膜炎を発症した20代男性の髄液のギムザ染色像を示します。多数の好酸球が観察できます。この患者は、アフリカマイマイを生食した3日後に全身倦怠感を覚え、病院に救急搬送されました。原因は、アフリカマイマイに寄生していた広東住血線虫（*Angiostrongylus cantonensis*）です。髄液からDNAを抽出、PCRとシークエンス解析により同定しました。7日目の髄液で、ようやく陽性反応が得られました。急性期よりもある程度の時間が経過し、寄生虫のDNAが循環し始めた時期に採取した髄液の方が、病原体のDNAの感度が向上することを学習しました。

この患者を診断した翌々日、広東住血線虫によると考えられる好酸球性髄膜炎を発症した異食症患者の病原体特定の依頼がありました。そこで、ある程度日数が経過した時点の髄液を送ってもらい解析したところ*A. cantonensis*が検出・同定されました。

2017年4月にハワイで広東住血線虫症患者9例が報告されました（https://www.cnn.co.jp/usa/35099665.html）。このときには死者の報告がなかったのですが、ハワイでは年間1〜9例が発症し、2007年には2人が死亡したとされています。

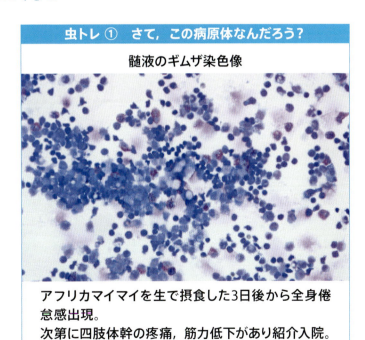

図9　20代 男性　好酸球性髄膜炎

文献
1) Glass KA, et al. mBio 2015; 6 (5) : e01232-15
2) La Scolea LJ Jr. et al. J Clin Microbiol 1984; 19 (2) : 187-190
3) 福川陽子, ほか. 日本臨床微生物学雑誌 2010; 20: 50-55
4) Ramanan P, et al. J Clin Microbiol 2014; 52 (9) : 3184-3189
5) Monju A, et al. J Clin Microbiol 2009; 47 (5) : 1605-1606

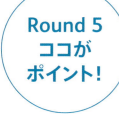

- *Listeria monocytogenes*はβ溶血を呈するカタラーゼ陽性のグラム陽性桿菌である。BTB寒天培地に発育できる。
- 本菌の病原性は細胞内寄生性と低温増殖性である。セフェム系抗菌薬が無効であることに注意を要する。
- 本菌は髄膜炎の起炎菌として重要である。髄液中の菌量が少ないことが多く、塗抹検査での検出率は高くない。
- *Rothia mucilaginosa*は口腔内に常在するグラム陽性球菌である。粘着性の集落を形成するのが特徴である。
- 本菌は血液腫瘍をはじめとする抗癌剤治療中の患者に敗血症（菌血症）を起こすことがある。抗癌剤による口腔内粘膜の出血や重度の歯周病が侵入門戸である。
- 類縁菌の*R. dentocariosa*はグラム陽性の桿菌あるいは分岐状桿菌である。ノカルジア属菌と誤判定されることがある。本菌はKinyon染色が陰性でβ-ラクタマーゼ試験が陰性である点がノカルジア属菌と異なる。
- *Angiostrongylus cantonensis*（広東住血線虫）は好酸球性髄膜炎の起炎菌として重要である。感染源はアフリカマイマイやナメクジなどである。本邦では沖縄に症例が多いが、本土における症例も増加しつつある。

Round 6 | グラム染色像 & 患者背景がポイント！ part 1
劇症型感染症を引き起こす細菌たち

今回から「グラム染色像 & 患者背景がポイント！」について、12 Roundまでの7 Roundにかけて勉強します。

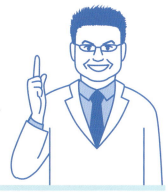

菌トレ 15　80代女性に発症した壊死性筋膜炎の原因菌は何か

図1に壊死性筋膜炎を起こした80代女性から採取した穿刺液をグラム染色した像（図1上）、患部の写真（図1中）を示します。グラム染色像には連鎖状の球菌を認めます。なお、抗原検査の結果は、この原因菌がA群β溶血レンサ球菌（GAS）ではないことを示しています（図1下）。このような劇症型感染症では血液培養検査が極めて重要になりますし、ラテックス凝集法で判定したところ、この菌はG群と判定されました（図2）。サブカルチャーしたコロニーには翌日、溶血環が現れ、ラテックス凝集法で、やはりG群溶血性レンサ球菌（GGS）と判定されました（図3下）。さて、この菌は何でしょうか。

答えは、*Streptococcus dysgalactiae* subsp. *equisimilis*（SDSE）です。「*dys*」は悪化、「*galactiae*」はミルクを意味しますので、名称からは乳の出が悪くなる乳房炎の原因菌と想像されます。また、「*similis*」は似ているという意味ですので、*Streptococcus equi* に似た菌ということになります。

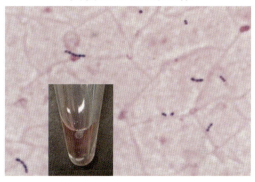

穿刺液のグラム染色像

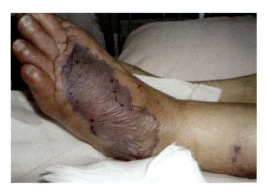

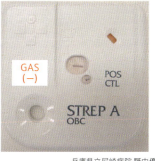

GAS（−）

兵庫県立尼崎病院 野中優江先生のご厚意による

図1　80代 女性　壊死性筋膜炎

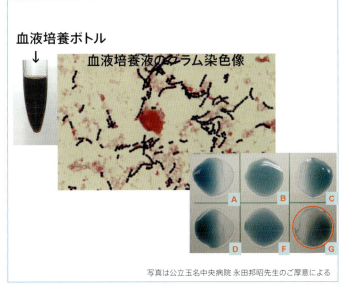

血液培養ボトル
血液培養液のグラム染色像

写真は公立玉名中央病院 永田邦昭先生のご厚意による

図2　G群溶血性レンサ球菌（GGS）①

表1はRound 3にも登場しましたが、β溶血レンサ球菌の主な種類と性状をまとめたものです。SDSEは中段に記載されています。Lancefield分類ではA、C、G、L群があるとされています。最も多いのはG群で6〜7割、次いでC群が2〜3割という分布ですが、A群もあります。同じβ溶血レンサ球菌でLancefield分類A群に分類される菌種には、最上段に記載された Streptococcus pyogenes があります。両者を鑑別するには、Pyrrolidonyl aminopeptidase（PYR）試験を行い、陽性であればS. pyogenes、陰性であればSDSEとなります。質量分析でも精度高くSDSEを判定できるのですが、S. pyogenesとの鑑別は困難です。やはりPYR試験、あるいは生化学的性状の確認が必要となります。

劇症型溶血レンサ球菌感染症

S. pyogenes は、咽頭炎、扁桃炎、猩紅熱、丹毒、膿痂疹、劇症型A群レンサ球菌感染症の原因菌であり、続発症としての急性糸球体腎炎（AGN）やリウマチ熱（ARF）を引き起こすことがあります。劇症型溶血レンサ球菌感染症（STSS）の原因菌としてはGASが有名なのですが、GBSやSDSEもこれを引き起こします。日本では、2012年から2014年の間に712例のSTSSが報告され、うち207例（29%）が亡くなっています。そして、STSSの原因菌をみると、GASが58%と最多ですが、GGSも27%を占め、近年、増加傾向にあるとされています（図4）。「じじい」のGとも呼ばれ、高齢者ではGGSが原因となる割合が高いとされています。

STSSの標準治療はペニシリン系抗菌薬の投与であり、クリンダマイシンの併用が推奨されています。クリンダマイシンを併用する理由を表2にまとめました。S. pyogenesの菌量や増殖の時期に効果が依存しないこと、原因菌の毒素産生を抑制すること[1]）、ペニシリン系やセフェム系と異なりpost-antibiotic effect（PAE）を有するなどが挙げられています。ちなみに、クリンダマイシン耐性率は10%とされていますが、抗菌活性以外の作用も持つことが併用の推奨される理由です。

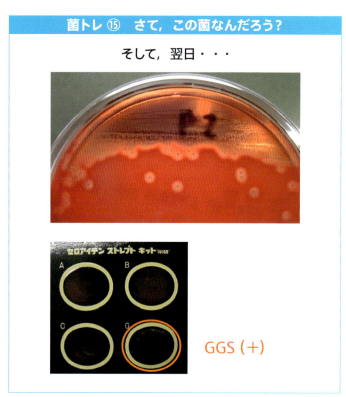

図3　G群溶血性レンサ球菌（GGS）②

表1　β溶血レンサ球菌の主な種類と性状

Species	Lancefield group(s)	宿主	PYR	CAMP	VP	その他
S. pyogenes	A	ヒト	+	−	−	バシトラシン感受性
S. agalactiae	B	ヒト,ウシ	−	+	−	馬尿酸水解（+）ソルビトール（−）
S. pseudoporcinus	E,P,NG1	ヒト	+/−	+	V	馬尿酸水解（+）ソルビトール（+）溶血環（大）Bとクロス反応
S. dysgalactiae subsp. dysgalactiae	C,(L)	動物	−	−	−	
S. dysgalactiae subsp. equisimilis	A,C,G,L	ヒト	−	−	−	
S. equi subsp. zooepidemicus	C	動物	−	−	−	ソルビトール（+）
S. canis	G	イヌ	−	+/−	−	
S. anginosus	A,C,G,F	ヒト	−	−	+	集落が小さい
S. porcinus	E,P,U,V	ブタ	+	+	V	馬尿酸水解（−）ソルビトール（+）

PYR; Pyrrolidonyl aminopeptidase

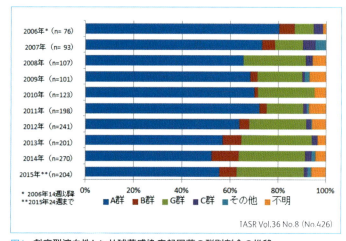

図4　劇症型溶血性レンサ球菌感染症起因菌の群別割合の推移（2006年第14週〜2015年第24週）

SDSE以外のGGS

表1（前出）に戻ります。下から3つ目に記載されているStreptococcus canisもSDSE同様、G群に分類されます。菌種名の「canis」はイヌを意味します。Ohtakiら[2]は、イヌに咬まれていないにも関わらずS. canisによる敗血症を起こした症例を報告しています。SDSEとの違いはCAMP試験が陽性になる点ですが、陰性になることもあります。その場合は、患者がイヌを飼っているか、あるいはイヌと濃厚接触の可能性があるかが鑑別のポイントになります。

SDSE以外のGCS

表1のSDSEのすぐ下にあるStreptococcus equi subsp. zooepidemicusはC群に分類されていますので、やはりSDSEとの鑑別が必要になります。「equi」は馬、「zoo」は動物、「epidemicus」はポピュラーであるという意味ですので、名称からは動物、特に馬によくいる菌であることが想像されます。

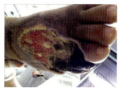

表2

劇症型レンサ球菌感染症の治療でなぜクリンダマイシンを併用するのか？

- クリンダマイシンの薬効がS. pyogenesの菌量や増殖時期に依存しない
- 細菌の毒素産生を抑制する
- M蛋白質合成を抑制することによってS. pyogenesの白血球貪食能を促進する
- ペニシリン結合蛋白（PBP）の合成を抑制する
- クリンダマイシンはペニシリンやセファロスポリンと異なり、post-antibiotic effect (PAE)を有する
- LPS誘発性の単球によるTNF-α合成を抑制する（免疫反応の活性化に関与）

Mascini EM, et al.: Penicillin and clindamycin differentially inhibit the production of pyrogenic exotoxins A and B by group A streptococci. Int J Antimicrob Agents. 2001 Oct;18(4):395-8.

ただし、この菌もヒト感染症の原因菌となることがあります[3]。他方、Streptococcus equi subsp. zooepidemicusは、ヒアルロン酸産生能が著しく高く、自然変異によって溶血性を示さない株がヒアルロン酸製造（医薬品、食品）に用いられています。

菌トレ 16 80代男性に発症した蜂窩織炎と敗血症の原因菌は何か

次の「菌トレ」では、80代男性に発症した蜂窩織炎と敗血症の原因菌を探ります。図5にこの患者の血液培養液のグラム染色像（左上）、患部の写真（右上）、血液寒天培地上のコロニー像を示します（下）。グラム染色像を見ると、若干弯曲した陰性桿菌が観察されます。また、コロニー周囲にはピンクがかった溶血がみられます。図6に翌日のTriple Sugar Iron（TSI）培地の状況（左）とThiosulfate Citrate Bile Saccharose（TCBS）寒天培地上に形成されたコロニー像を示します（右）。TSI培地では硫化水素（H_2S）の産生がみられていますが、さて、この菌は何でしょうか。

答えは、Shewanella haliotisです。新興感染症の原因菌として最近、注目を集めています。属名は海洋微生物の研究者の名前からとられており、「hali」は海、「otis」は耳を意味します。海の中にいる耳はアワビのことで、この菌はアワビから発見されたので、このような菌名がつけられています。

S. haliotisは、生化学検査や質量分析においてはShewanella algaeと誤同定される可能性が指摘されています[4]。質量分析による誤同定はデータベースにS. haliotisが登録されていないためであり、S. putrefaciensとの鑑別も困難です。他方、broad-range PCRを用いた16S rRNA領域の遺伝子解析におけるS. haliotisの同定率は99.9%とされています。なお、田寺ら[5]が報告したS. haliotis感染症例は、Jandaの総説[6]に引用されています。やはり論文にすることは重要です。

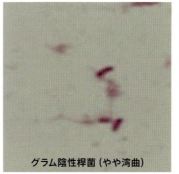

穿刺液のグラム染色像

グラム陰性桿菌（やや湾曲）

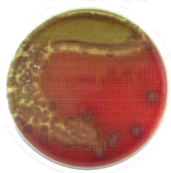
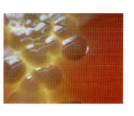

血液寒天培地の集落

兵庫県立尼崎病院　野中優江先生のご厚意による

図5　80代 男性　蜂窩織炎＆敗血症

図6 TSI培地とTCBS寒天培地上に形成されたコロニー

菌トレ 17　C型肝炎／肝硬変併発の50代男性に生じた壊死性筋膜炎と敗血症の原因菌は何か

次は、C型肝炎と肝硬変を併発している50代男性に生じた壊死性筋膜炎と敗血症の原因菌を探ります。図7に血液培養液のグラム染色像（左上）、血液寒天培地上に形成されたコロニー像（左下）、患部の写真（右上）、好塩試験の結果（右下）を示します。なお、この患者は発症3日前に自分で釣ったハゼを刺身にして食べています。染色像には菌体の弯曲したグラム陰性桿菌が観察され、好塩試験からは3%で発育する菌であることがわかります。さて、この菌は何でしょうか。

答えは、*Vibrio vulnificus*です。「*Vibrio*」は「振える」、「*vulnificus*」は「傷をつける」という意味です。この菌に感染した場合の致死率は高く、2016年5月13日の韓国中央日報によれば、最近4年間の感染者は235人で、致死率は58.3%とのことです。

菌トレ⑯でとり上げた*S. haliotis*と今回の*V. vulnificus*との比較を表3に示します。血液寒天培地上に形成されたコロニーの色調が異なります。*V. vulnificus*はH₂Sを産生せず、インドール陽性という点も異なります。感染経路は同様ですが、*V. vulnificus*の場合は肝疾患の既往が関係することがポイントですので、やはり患者情報の入手が重要となります。

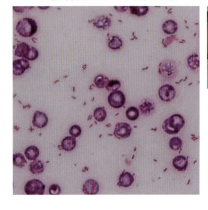
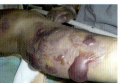
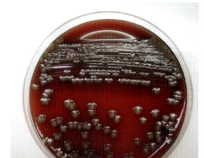
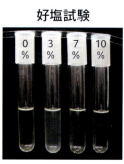

図7　50代 男性 C型肝炎＆肝硬変
　　　壊死性筋膜炎＆敗血症　3日前にハゼ刺身摂食

表3 *S. haliotis* vs. *V. vulnificus* の特徴

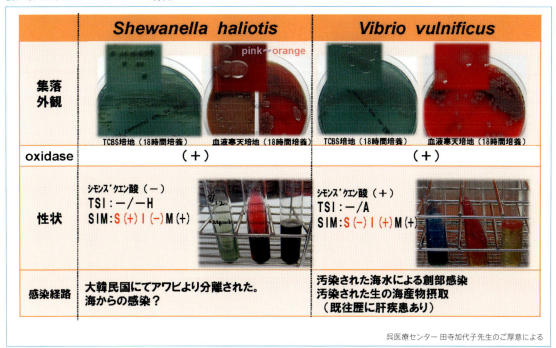

呉医療センター 田寺加代子先生のご厚意による

菌トレ 18　20代男性に発症した尿道炎の原因菌は何か

　次がRound 6の最後の「菌トレ」になります。20代男性に生じた尿道炎の原因菌を探ります。図8に尿沈渣のグラム染色像（上）、尿道から分泌物が浸出している写真（中）、形成されたコロニー（下）を示します。この患者は性風俗店でオーラルサービスを60分間受けたと言っています。当初、*Neisseria gonorrhoeae*感染を想定していたのですが、血液寒天培地でのコロニー形成は想定外でした。さて、原因菌は何でしょうか。

　答えは*Neisseria meningitidis*です。「*Neisseria*」は発見者の名前に由来するもので、「*meningitidis*」は「髄膜炎」を意味します。グラム陰性球菌であり、近年、尿道炎患者から髄膜炎菌が分離されるケースが増えています。もちろん、血液や関節液からも検出されます。*N. gonorrhoeae*と異なり、血液寒天培地で発育します。日本で分離される*N. meningitidis*の血清型は今では大半がY型で、その他はB型となります。薬剤感受性は良好なのですが、海外ではペニシリン耐性株が報告されています。保菌者から感染するリスクがありますので、濃厚な接触者には抗菌薬の投与による予防措置を講じる必要があります。

　*N. meningitidis*の血清型の判定は容易ではありません。一般に用いられるラテックス凝集法では、"Y型かW135型のいずれかである"というところまでしか判定できませんので、私はY型もしくはW型に特異的な領域である*siaD*遺伝子の解析を行っています（図9）。なお、自施設でPCRの実施が可能であれば、是非、「いま知りたい、臨床微生物検査実践ガイド」（図10）を参考にしてください。

菌トレ ⑱　さて，この菌なんだろう？

尿沈渣のグラム染色像

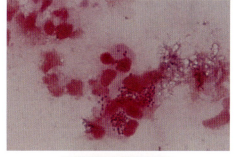

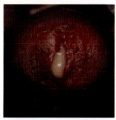

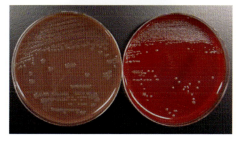

図8　20代 男性　尿道炎

尿から分離された髄膜炎菌の同定法

Gendersら[7]は、尿道分泌物の塗抹試験や遺伝子解析だけで培養検査を行わない場合、N. meningitidis 感染を見逃す可能性があると警告を発しています。また、原因菌はN. gonorrhoeaeと思い込み、マルトース試験が陽性となっても髄膜炎菌を疑わないこともあります。尿からも髄膜炎菌が分離されることがあること、グルコース試験のみ陽性であればN. gonorrhoeae、マルトース試験も陽性であれば髄膜炎菌であることを認識しておくことが肝要です。

同様に、グラム染色が陰性球菌像を呈した場合、検体が喀痰であればMoraxella catarrhalis、尿道分泌物であればN. gonorrhoeae、髄液であれば髄膜炎菌を想定するのが一般的です。しかし、それぞれに例外があることも事実であり、これも常に念頭に置くべきだと考えています（図11）。

侵襲性髄膜炎菌感染症

侵襲性髄膜炎菌感染症については、髄膜炎を発症していなくても無菌部位（血液、髄液、関節液など）から髄膜炎菌が検出された場合は届け出なければなりません。2013年12月発行の病原微生物検出情報によれば、2013年4月以降には18例の届け出があったとされています[8]。なお、2005年から2012年までに分離されたY型以外の血清型に感染したケースについては、「輸入例」も考慮すべきだと思います（表4）。

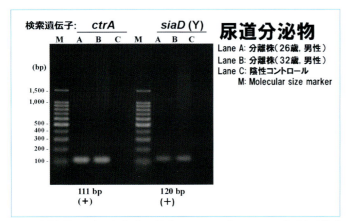

図9 髄膜炎菌の同定と血清型Yの決定；ctrA, siaD（serogroup Y）遺伝子検索

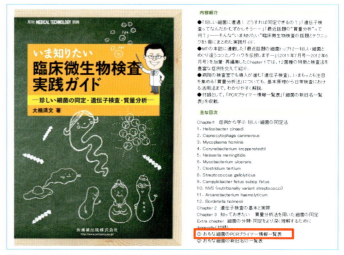

図10 「いま知りたい、臨床微生物検査実践ガイド」

表4 分離株の血清群および遺伝子型、2005〜2012年

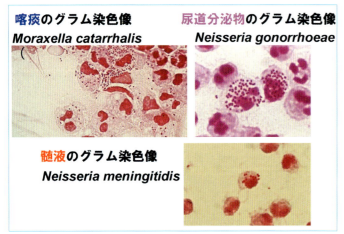

図11 喀痰、尿道分泌物、髄液のグラム染色像

番外菌トレ2　細菌の遺伝子解析によるタイピング

　Walcherら[9]がN. gonorrhoeaeに特異的なはずの16S rRNA遺伝子配列を有するN. meningitidisを分離したと報告しました。N. meningitidisには、4つの16S rRNA unitsを持っているのですが、そのうちの1つがN. gonorrhoeae由来のものであったということです。このように、細菌間には遺伝子のやりとりがあります。遺伝子解析の結果にも影響を及ぼすケースがあることを覚えておいた方がいいと思います。

　これからの細菌genome typingの主流になっているMultilocus Sequence Typing（MLST）解析について、Nakayamaら[10]によるN. meningitidis感染症例の報告を例として紹介したいと思います。図12に示したように、MLST解析は、細菌が生存する上で必須となる7領域の遺伝子（house-keeping遺伝子）をPCR法で増幅、それらの遺伝子について塩基配列を解析します。House-keeping遺伝子ごとに既に報告された配列か否かを照会して当該菌株のコードを特定、typingしていきます。Nakayamaら[10]らはN. meningitidis感染症患者から分離された菌についてMLSTを解析しました。この患者はフランスに単身赴任していた夫を訪問して帰国後に発症していますが、この菌株は表5のように2005年6月27日に15歳のフランス人女性から検出された株の遺伝子型と同じであったことが判明しました。この菌の血清型はB型であることから、フランスで保菌した可能性が高いと考えられます。

　もう1例紹介します。他院で心外膜炎／膿瘍が疑われた50代女性です。心嚢液からの原因菌の検出および血清型の同定を依頼されました。なお、この女性は髄膜炎を発症した英国人の団体客（検出されたN. meningitidisの血清型はW135、遺伝子型はST-11）とロンドンに向かう飛行機に乗り合わせていたということであり、解析の依頼者は国際的なアウトブレイクを心配していました。

　まず、心嚢液からN. meningitidisのDNAを抽出、標的遺伝子を解析したところ血清型はW135であることが判明しました

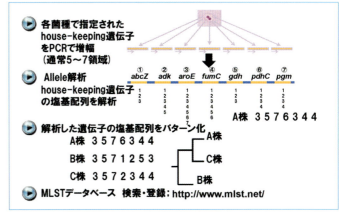

図12　MLST解析の手順

表5　MLST解析の結果

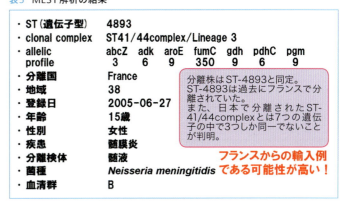

（図13）。次に、MLST解析を行いました。MLST解析のサイト（図14; http://www.mlst.net/ ）にアクセスし、DATABASEの欄のN. meningitidisをクリックするとNeisseria Sequence Typing Home Pageが現れます。右側のInformationをクリックするとMulti Locus Sequence Typing of Neisseriaの画面が

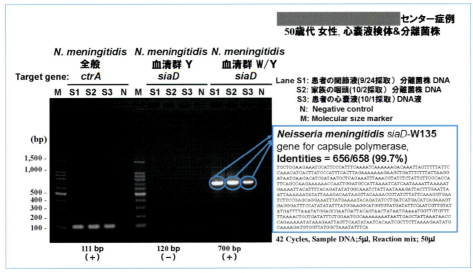

図13　心嚢液からの髄膜炎菌DNAの検出と血清型の同定

現れ、そこにPCRおよびsequenceのprimerなどが記載されていますので、これらを参考に、7領域のhouse-keeping遺伝子をPCRで増幅し、sequenceを解析して塩基配列からコードを決定します（図15）。このコードをデータベースに入れますと、ST-11型という結果が出て、飛行機に乗り合わせた団体客から分離された菌と同一遺伝子型であることがわかりました（図16）。

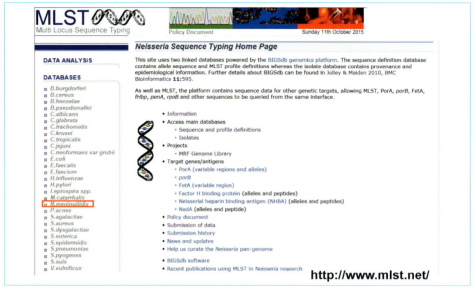

図14　心嚢液からの髄膜炎菌DNAの検出と血清型の同定

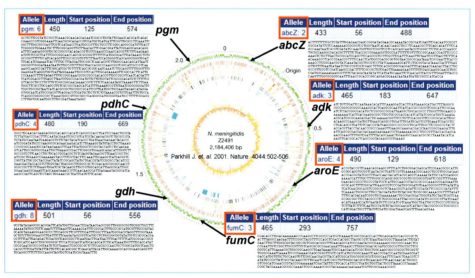

図15　MLST解析の結果（**M**ulti **L**ocus **S**equence **T**yping）

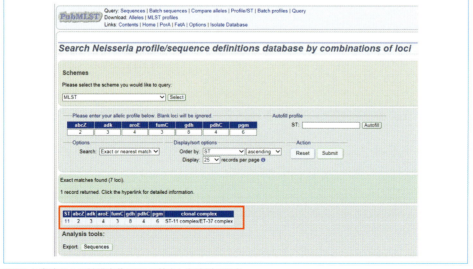

図16　心嚢液からの髄膜炎菌DNAの検出と血清型の同定

番外菌トレ3　髄膜炎菌ワクチン

　日本では、髄膜炎菌ワクチン（血清型A/C/Y/W135の4価ワクチン）は任意接種ですが、髄膜炎菌の流行地域へ渡航する者と侵襲性髄膜炎菌感染症のハイリスク者については接種が推奨されています。

　また、ニュージーランドで行われた後方視的症例の対照研究[11]では、髄膜炎菌ワクチン（血清型B）を接種していた群における淋菌感染症の発症は非接種群に比べて有意に低かったとし（41％対51％；調整後オッズ0.69、95％信頼区間 0.61-0.79、p<0.0001）、研究者らは淋菌感染に対する髄膜炎菌ワクチン（血清型B）の有効率を31％と推計しています。事実、5年間継続されたワクチン接種により、その後の3年間は淋菌感染症患者が減少し、接種中止から4年経過後にはワクチン開始前と同じレベルまで増えてしまいました。淋菌の薬剤耐性は大きな問題となっていますので、ワクチン開発を抗菌薬開発とは別の戦略として進める上でのヒントになると思います。

　さて、Round 6でお届けした情報はかなりのボリュームとなりましたが、今回のテーマである「グラム染色像 & 患者背景がポイント！」は後6回続きます。タオルを投げ入れたりしないでくださいね。

文献
1) Manscini EM, et al. Int J Antimicrob Agents. 2001; 18 (4)：395-398
2) Ohtaki H, et al. J Infect Chemother 2013; 19 (6)：1206-1209
3) Held J, et al. J Med Microbiol 2014; 63 (Pt 2)：313-316
4) Byun JH, et al. Jpn J Infect Dis 2017; 70: 177-180
5) 田寺加代子, ほか. 日本臨床微生物学雑誌 2010; 20 (4)：239-244
6) Janda JM. Clinical Microbiology Newsletter 2014; 36 (4)：25-29
7) Genders RE, et al. J Med Microbiol 2013; 62 (12)：1905-1906
8) 病原微生物検出情報. 2013 年 12 月, vol.34, No.12
9) Walcher M, et al. J Clin Microbiol 2013; 51 (10)：3199-3206
10) Nakayama A, et al. Jpn J Infect Dis 2011; 64: 61-62
11) Petousis-Harris H, et al. Lancet 2017; 390 (10102)：1603-1610

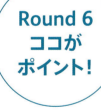

Round 6 ココがポイント！

- *Streptococcus dysagalactiae subsp. equisimilis*（SDSE）は*S. pyogenes*に次いで、劇症型レンサ球菌感染症の起炎菌として重要である。
- 本菌はG群あるいはC群のレンサ球菌であるが、A群の菌株も分離されている。その際、*S. pyogenes*との鑑別ポイントはPYR試験である。*S. pyogenes*は陽性であるが、SDSEは陰性である。
- 劇症型レンサ球菌感染症の治療ではクリンダマイシンを併用する。本薬剤は細菌の毒素産生を抑制する。
- 近年、*Shewanella haliotis*による敗血症例が報告されている。*Vibrio vulnificus*との鑑別が重要である。*S. haliotis*は硫化水素を産生し、インドール試験陰性である一方、*V. vulnificus*は硫化水素を産生しない、インドール試験陽性である。
- *Vibrio vulnificus*は肝機能障害（肝炎や肝硬変）のある患者に壊死性筋膜炎や敗血症を起こすことがある。致死率が高いので肝機能障害（肝炎や肝硬変）のある患者には海産物の生食を制限する必要がある。
- *Neisseria meningitidis*はグラム陰性球菌で血液寒天培地に良好に発育する。本邦では近年、血清型Yが大半を占めている。
- 日本国内では髄膜炎菌性髄膜炎は年間20例に満たないが、輸入感染症（インバウンド感染症）の起炎菌として重要である。

Round 7　グラム染色像 & 患者背景がポイント！　part 2
感染性心内膜炎を引き起こす細菌たち　その1

今回は「グラム染色像 & 患者背景がポイント！」part 2です。

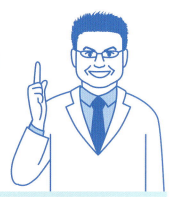

「菌トレ」を開始する前に：感染性心内膜炎を診断する 〜Duke基準について

　Round 7の「菌トレ」に登場する症例は、すべて感染性心内膜炎（IE）を発症した患者です。そこで、「菌トレ」を始める前にIEの診断基準について触れておきたいと思います。

　「感染性心内膜炎の予防と治療に関するガイドライン 2017年改訂版」[1] には、Duke診断基準[2] がIEの診断において参考になるとの記載があります。この基準は臨床基準と病理学的基準から構成されており、臨床基準には血液培養所見と心エコー図所見からなる大基準と、臨床所見からなる5つの小基準が挙げられています。そして、最も重視すべきは血液培養検査とされています。

　ちなみに、大基準におけるIEを支持する血液培養所見には、2回の血液培養でIEに典型的な病原微生物 *Streptococcus viridans*、*S. bovis*（*S. gallolyticus*）、HACEKグループ、*Staphylococcus aureus* または他に感染巣がない状況での *Enterococcus* の検出のいずれかが認められること、血液培養がIEに矛盾しない病原微生物で持続的に陽性、つまり、12時間以上間隔をあけて採取した血液検体の培養が2回以上陽性か、3回の血液培養の全てまたは4回以上施行した血液培養の大半が陽性であること（最初と最後の採血間隔を1時間以上あける）、1回の血液培養でも *Coxiella burnetii* が検出された場合または抗I相菌IgG抗体価800倍以上であること、という3条件が挙げられています。これも念頭に置いた上で、Round 7開始します。

菌トレ 19　30代男性に生じた感染性心内膜炎の原因菌は何か

　菌トレ19の症例は30代男性です。図1に、血液培養液のグラム染色像（左側）、サブカルチャーで24時間後に血液寒天培地上に形成されたコロニー像（中央）、コアグラーゼ試験結果（右側上）、クランピングファクター試験結果（右側下）を示します。グラム染色像はグラム陽性の *Staphylococcus* であることを示しています。コロニーは小さめで溶血性は弱そうですので、コアグラーゼ陰性ブドウ球菌（CNS）のように思えます。コアグラーゼ試験陰性、クランピングファクターは陽性です。さて、この菌は何でしょうか。

　答えは *Staphylococcus lugdunensis*

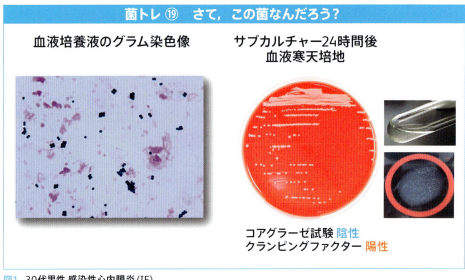

図1　30代男性 感染性心内膜炎（IE）

です。「*lugdunensis*」は、フランスの都市リヨンのラテン語表記で、ここで最初に発見された菌なのでこのような名称になっています。

S. lugdunensis の同定法

表1に *Staphylococcus* 属のコアグラーゼあるいはクランピングファクター陽性の菌種における生化学的性状をまとめました。ここにみられるように、*S. lugdunensis* はコアグラーゼ試験陰性です。分離頻度が高い *S. aureus* はコアグラーゼ試験が陽性ですので、この試験による両者の判別が可能です。そして、クランピングファクターが陽性であれば *S. lugdunensis* か *S. schleiferi* subsp. *schleiferi* (いずれ「菌トレ」で紹介します)と考えられます。このように、この菌の同定は比較的容易にみえますが、問題は市販されている両試験の試薬による判定精度が必ずしも高いと言えない点です。事実、*S. lugdunensis* 15株を対象にした三澤ら[3]の検討では、ラテックス凝集試験の陽性率が33.3%〜66.7%にとどまっていました。

どうすればよいか。血液寒天培地上のコロニーの経時的変化を観察します。24時間後ではよくわからない違いが48時間後には明瞭になります(図2)。IEという患者背景を加味すると、この菌は *S. lugdunensis* である可能性が高くなります。Pyrrolidonyl arylamidase (PYR) 試験とオルニチン試験がともに陽性であれば *S. schleiferi* subsp. *schleiferi* を否定でき、*S lugdunensis* と判定できます。なお、この菌の臨床細菌学的な特徴と病原因子がArgemiら[4]によって総説にまとめられていますので、一読してみてください。

摘出された弁から菌を同定してほしいと、弁または心内デバイスに付着していた疣贅 (vegetation) が送られてくることがあります。Broad-range PCRとシークエンス解析によって、これまでに82症例のIE患者の原因菌を同定しました(表2)。*Staphylococcus* 属菌では *S. aureus* が最多で6例、

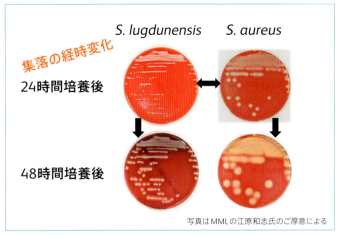

表1 コアグラーゼ/クランピングファクター試験陽性の菌種

菌種（亜種）	コアグラーゼ試験	クランピングファクター	PYR	オルニチン	ウレアーゼ
S. aureus subsp. *aureus*	＋	＋	−	−	−/＋
S. hyicus	d	−	−	−	−/＋
S. intermedius	＋	d	＋	−	＋
S. pseudintermedius	＋	−	＋	ND	＋
S. lugdunensis	−	＋	＋	＋	−/＋
S. schleiferi subsp. *coagulans*	＋	−	＋	−	＋
S. schleiferi subsp. *schleiferi*	−	＋	＋	−	−

図2 コロニーの経時的変化

S. lugdunensis は3例同定されています。

なお、Millerら[5]は、通常の培地では発育の悪い、つまり、松本ら[6]が報告している特異的な栄養要求性を示す非典型的 *S. aureus* について、Penicillin Binding Protein 2 prime (PBP2a) 試験や *mecA* PCRを行う場合はcefoxitinディスクを置いて誘導させる必要があるとしています。

表2 ブロード・レンジPCRとシークエンス解析による疣贅からの細菌検出と菌種の同定結果（82症例）

Streptococci (36)
- *S. mitis* (8)
- *S. gordonii* (6)
- *S. mutans* (4)
- *S. agalactiae* (3)
- *S. tigurinus* (3)
- *S. sanguinis* (3)
- *S. oralis* (2)
- *S. pneumoniae* (2)
- *S. constellatus* (1)
- *S. cristatus* (1)
- *S. intermedius* (1)
- *S. lutetiensis* (1)
- *S. salivarius* (1)

Staphylococci (12)
- *S. aureus* (6)
- *S. lugdunensis* (3)
- *S. epidermidis* (2)
- *S. caprae* (1)

NVS (3)
- *A. defectiva* (2)
- *G. adiacens* (1)

Corynebacteria (2)
- *C. striatum* (1)
- *C. amycolatum* (1)

Enterococci (2)
- *E. faecalis* (2)

Bartonella spp. (10)
- *B. quintana* (7)
- *B. henselae* (3)

HACEK group (4)
- *C. hominis* (3)
- *H. parainfluenzae* (1)

Others (13)
- *Aerococcus urinae* (1)
- *Bacillus cereus* (3)
- *Candida parapsilosis* (1)
- *Capnocytophaga canimorsus* (1)
- *Citrobacter koseri* (1)
- *Gemella sanguinis* (1)
- *Helicobacter cinaedi* (1)
- *Neisseria macacae* (1)
- *Nocardia farcinica* (1)
- *Prevotella melaninogenica* (1)
- *Propionibacterium acnes* (1)

菌トレ 20　70代男性に生じた感染性心内膜炎の原因菌は何か

次の「菌トレ」の症例は70代男性です。入院時に採取した血液培養ボトルは全て翌日に陽性となりました。図3に血液培養液のグラム染色像（上）とサブカルチャーされたコロニー像（下）を示します。グラム染色像にはグラム陽性双球菌が観察されますが、一部はグラム陰性にも見えます。コロニーは多型性のグラム陽性菌と陰性菌が観察されます。図4にヒントを示します。右側は"衛星現象"と呼ばれる反応です。さて、この菌は何でしょうか。

答えは、Nutritionally Variant Streptococci (NVS) で、Nutritionally Deficient Streptococci（NDS）と呼ぶこともあります。「Nutritionally Variant」は栄養要求性が変化していることを意味します。「Deficient」は欠損を意味します。特徴を表3にまとめましたが、NVSとNDSは同じものと考えてください。L-システインやビタミンB_{16}要求性であり、ブルセラHK寒天培地で発育します。NVS/NDSか否かは、血液寒天培地上にS. aureusを塗抹した際の衛星現象の有無で判別します。

Abiotrophia属とGranulicatella属は、属名がStreptococcus属から変更された菌属で、α溶血レンサ球菌に分類されます。Abiotrophia属はdefectivaだけですが、Granulicatella属にはG. adiacens、G. elegans、G. balaenopteraeの3菌種があります。これらはいずれもPYR試験とleucine aminopeptidase（LAP）試験が陽性となります。

G. balaenopteraeがヒトから分離されたという報告はありません。したがって、NVSではA. defectiva、G. adiacens、G. elegansを念頭に置けばよいことになります。これらの鑑別は、生化学的性状の違いをもって行うことが可能です。アルギニン試験に対してG. elegansのみ陽性、αおよびβ-ガラクトシダーゼ試験とトレハロース試験が全て陽性になるのはA. defectivaのみ、β-グルクロニダーゼ試験陽性はG. adiacensのみになります。質量分析による同定率も高いのですが（表4）、完璧ではないことを古垣内ら[7]が報告しています。

NVS/NDSはIEだけでなく、眼内炎を引き起こすこともあることをTodokoroら[8]が報告しており、その原因菌種はG. adiacensでした。

菌トレ ⑳　さて，この菌なんだろう？

血液培養液のグラム染色像

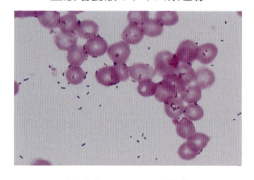

サブカルチャーの集落

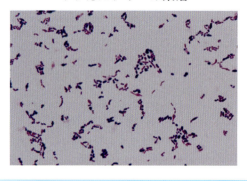

図3　70代男性 感染性心内膜炎（IE）
　　入院時に採取された血液培養3セット全てのボトルが翌日に陽性

菌トレ ⑳　ヒント

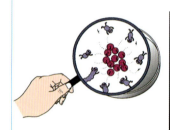
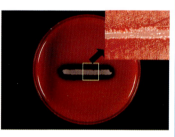

図4　衛星現象（右側）

表3　NVSとNDS

NVS / NDS
Nutritionally **V**ariant **S**treptococci /
Nutritionally **D**eficient **S**treptococci
- グラム陽性球菌；集落はグラム多型・多染色性
- *Abiotrophia defectiva, Granulicatella* spp.
- L-システインやビタミンB6要求性（衛星現象）
- ブルセラHK寒天培地に発育
- 血液, 膿瘍（脳, 耳）
- 感染性心内膜炎（IE；連鎖球菌の約5%），脳膿瘍
- 薬剤感受性良好（PCGのMIC値がやや高い株あり；GMを併用）

表4 MALDIバイオタイパーによる同定

Rank (Quality)	Matched Pattern	Score Value	NCBI Identifier
1 (++)	*Granulicatella adiacens* 110324_3 PNU	2.156	46124
2 (++)	*Granulicatella adiacens* 100617_33 PNU	2.141	46124
3 (++)	*Granulicatella adiacens* 30210_0575_Hemoc IBS	2.133	46124
4 (+)	*Granulicatella adiacens* BK04980_09 ERL	1.887	46124
5 (+)	*Granulicatella adiacens* 20_A875 MHH	1.806	46124
6 (−)	*Granulicatella adiacens* DSM 9848T DSM	1.678	46124
7 (−)	*Lactobacillus fuchuensis* DSM 14342 DSM	1.36	164393
8 (−)	*Candida membranifaciens* MY913_09 ERL	1.308	45567
9 (−)	*Arthrobacter protophormiae* DSM 20168T DSM	1.261	37930
10 (−)	*Pseudomonas syringae* ssp *syringae* LMG 1247T HAM	1.241	317

CLSI M45における推奨（ガイドライン）

CLSI M45-A3に、*Abiotrophia*属と*Granulicatella*属の細菌についての薬剤感受性試験の測定条件が示されています。そこには、溶血ウマ血液（LHB）を2.5%から5% v/v添加したCation Adjusted Mueller-Hinton Broth（CAMHB）に0.001%ピリドキサール塩酸塩を加えた培地を用い、35℃で20〜24時間培養すると書かれています。ただし、発育にL-システインを要求する*G. elegans*のような菌種も存在します。QC株には*S. pneumoniae*が推奨され、被験薬にはセフォタキシム、セフトリアキソン、ペニシリン、バンコマイシンが挙げられています。

また、IEの治療にはペニシリンあるいはバンコマイシンとゲンタマイシンの併用が推奨されています。

なお、CLSI M45は標準手技を推奨するM100とは異なり、"ガイドライン"ととらえてください。根拠となるエビデンスのレベルが低いあるいは少ない、再現性を確認するだけの症例数や菌株数が少ないことがその理由となっています。また、M45で検査が勧められている病原体は、感染症の原因（起炎菌）、感受性について信頼性の高い予測がつかないものです。無菌部位以外の検体から分離された菌株や純培養されていないものは原則的には対象外であり、薬剤感受性試験を実施するにあたっては専門家の助言を求めるべきとされています。

菌トレ 21　40代男性に生じた感染性心内膜炎の原因菌は何か

では、Round 7最後の「菌トレ」に移ります。症例は40代男性です。入院時に採取した血液は嫌気ボトルでの培養が全て翌日に陽性となりました。図5に、血液培養液のグラム染色像（上）とサブカルチャーのコロニーの染色像（下）を示します。グラム染色像ではグラム陰性球菌のように見えますが、IEを起こすグラム陰性菌は極めて稀です。コロニーの染色像も陽性なのか陰性なのかがはっきりしません。図6は嫌気（炭酸ガス）培養で形成されたコロニー像です。1mmの半透明のコロニーが形成されました。さて、この菌は何でしょうか。これまでで想定するのが一番難しい菌だと思います。

答えは、*Gemella morbillorum*です。怪獣のような属名ですが、「*Gemella*」は小さな双子という意味です。「*morbillorum*」は「麻疹」を意味しており、多分、はしかの流行期に発見されたのだと思います。嫌気状態でないと発育せず、脱色されやすいグラム陽性菌です。カタラーゼ試験、オキシダーゼ試験がいずれも陰性となります。Constantinosら[9]は、*G. morbillorum*が原因の脳内出血合併三尖弁IE症例を報告しています。*Gemella*属の細菌は、*Abiotrophia*属や*Granulicatella*属と同様にPYR試験とLAP試験が陽性です。

*Gemella*属9菌種の鑑別

*Gemella*属には9つの菌種があり（表5）、代表格は*G. haemolysans*です。上から3番目の*G. sanguinis*については、市販の生化学的同定キットで*G. haemolysans*と誤同定されたという報告があります[10]。報告者の積田らは、マンニトール、ソルビトール等での反応性が*G. haemolysans*としては非典型的であったとし、私のところに同定の依頼が来ました。16S rRNA遺伝子の塩基配列解析、質量分析装置による同定検査を行った結果、*G. sanguinis*が原因菌であることが判明しました。この知見は、同定キットで示された菌種の典型的な生化学的性状と実際の反応に矛盾がある場合は同定キットが示し

菌トレ ㉑ さて、この菌なんだろう?

血液培養液のグラム染色像

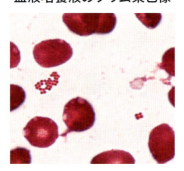

サブカルチャーの集落

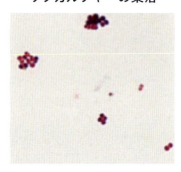

亀田総合病院大塚喜人先生のご厚意による

図5 40代男性 感染性心内膜炎 (IE)
入院時に採取の血液培養3セット全て嫌気ボトルが翌日に陽性

菌トレ ㉑ ヒント

嫌気培養、24時間でアネロコロンビアウサギ血液寒天培地（BD）に1mmの半透明の集落

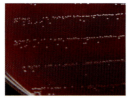 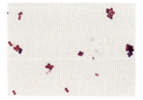

炭酸ガス培養：血液寒天培地（BD）＆チョコレート寒天培地に3日間の培養で極小集落

図6 嫌気培養で形成されたコロニー

表5 *Gemella* 属9菌種の鑑別性状① (糖分解能)

菌種	Lactose	Mannitol	Maltose	Sorbitol	Sucrose	Trehalose
G. haemolysans	−	(−)	+	(−)	+	−
G. morbillorum	−	d	+	d	+	−
G. sanguinis	−	(+)	+	(+)	+	−
G. bergeri	−	d	−	−	−	−
G. cuniculi	−	+	−	+	−	−
G. palaticanis	+	−	+	−	+	+
G. asaccharolytica	−	−	−	−	−	−
G. parahaemolysans	−	−	+	−	+	−
G. taiwanensis	−	+	+	+	+	−

た菌名が間違いかも知れないと考え、他の方法で精査する姿勢が重要であることを示唆しています。なお、*G. sanguinis* は、*Gemella* 属菌でありながらグラム染色像が陰性に傾かないという特徴を持ちます。

G. taiwanensis による初のIE症例が、2017年にHikoneら[12]によって報告されました。彼らは *G. taiwanensis* の同定に16S rRNA遺伝子の塩基配列解析に加え、シャペロニン（*groEL* 遺伝子）のシークエンシングを行っています。実は、2014年に16S rRNA遺伝子の塩基配列が極めて近似した *G. parahaemolysans* と *G. taiwanensis* が新種登録されたことで[11]、16S rRNA遺伝子解析による菌種の同定あるいは鑑別が難しくなりました。Hikoneらが *groEL* 遺伝子のシークエンシングを加えた背景もこの理由にあると想像されますが、菌種の同定における糖分解能試験（表6）や生化学的性状検査（表7）の重要性は遺伝子解析が進歩した今も変わらないことを示す事例だと思います。

文献

1) 中谷　敏 , ほか . 合同研究班 2016-2017 年活動：感染性心内膜炎の予防と治療に関するガイドライン 2017 年改訂版（www.j-circ.or.jp/guideline/pdf/JCS2017_nakatani_h.pdf）
2) Li JS, et al. Clin Infect Dis 2000; 30: 633–638
3) 三澤慶樹 , ほか . 日本臨床微生物学雑誌 2015; 25(1): 19-25
4) Argemi X, et al. J Clin Microbiol 2017; 55(11): 3167-3174
5) Miller SA, et al. J Clin Mircobiol 2017; 55(2): 485-494
6) 松本竹久 , ほか . 日本臨床微生物学雑誌 2016; 26 (1): 1-10
7) 古垣内美智子 , ほか . 日本臨床微生物学雑誌 2016; 26(3): 223-233
8) Todokoro D, et al. J Clin Exp Ophthalmol 2016; 7: 557 doi:10.4172/2155-9570.1000557
9) Constantinos M, et al. Int J Cardiol 2015; 184: 769-771
10) 積田奈津希 , ほか . 医学検査 2015; 64(4): 433-440
11) Hung WC, et al. J Syst Evol Microbiol 2014; 64(Pt 6): 2060-2065
12) Hikone M, et al. J Infect Chemother 2017; 23(8): 567-571

表6 *Gemella* 属9菌種の鑑別性状② (糖分解能)

菌種	Lactose	Mannitol	Maltose	Sorbitol	Sucrose	Trehalose
G. haemolysans	−	−	+	−	+	−
G. morbillorum	−	d	+	d	+	−
G. sanguinis	−	+	+	+	+	−
G. bergeri	−	d	−	−	−	−
G. cuniculi	−	+	−	+	−	−
G. palaticanis	+	−	+	−	+	+
G. asaccharolytica	−	−	−	−	−	−
G. parahaemolysans	−	−	+	−	+	−
G. taiwanensis	−	+	+	+	+	−

表7 *Gemella* 属9菌種の鑑別性状

菌種	VP	PAL	LA
G. haemolysans	−	+	−
G. morbillorum	−	−	+
G. sanguinis	+	+	−
G. bergeri	−	−	ND
G. cuniculi	−	+	−
G. palaticanis	−	−	ND
G. asaccharolytica	−	−	+
G. parahaemolysans	+	+	−
G. taiwanensis	+/−	+	+

VP; Voges-Proskauer test, PAL; Alkaline phosphatase, LA; Leucine arylamidase

---

Round 7 ココがポイント！

- *Staphylococcus lugdunensis*はコアグラーゼ陰性であるが、クランピングファクター陽性である。薬剤感受性試験のブレイクポイントの判定基準は*S. aureus*と同じである。
- 感染性心内膜炎や人工関節ほかデバイス感染症の起炎菌として重要である。
- NVS（Nutritionally Variant Streptococci）はL-システインやビタミンB6要求性の菌群でブドウ球菌の周りに発育する（衛星現象）。感染性心内膜炎や脳膿瘍の起炎菌として重要である。
- NVSはグラム陽性球菌であるが、集落はグラム多型で多染色性であることが特徴である。ブルセラHK寒天培地に良好に発育する。
- NVSの主要な3菌種は*Abiotrophia defectiva, Granulicatella adiacens, G. elegans*である。
- NVSの薬剤感受性は一般的に良好であるが、ペニシリンGにMIC値が高い菌株があるのでゲンタマイシンの併用療法が推奨されている。なお、NVSの薬剤感受性試験はCLSI M45-A3に測定条件等が記載されている。
- *Gemella morbillorum*は通性嫌気性のグラム陽性菌であるが、初代培養では嫌気培養での発育が良好である。グラム染色で脱色されやすく陰性菌と判定される。
- *Gemella*属には9菌種が記載されているが、*G. haemolysans, G. sanguinis*も感染性心内膜炎の起炎菌として重要である。

Round 8　グラム染色像 & 患者背景がポイント！　part 3
感染性心内膜炎を引き起こす細菌たち　その2

今回は「グラム染色像 & 患者背景がポイント！」part 3で、前回に引き続き感染性心内膜炎（IE）を引き起こすグラム陰性菌を取り上げました。

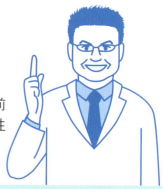

菌トレ 22　70代男性に生じた椎体炎併発感染性心内膜炎の原因菌は何か

　Round 8最初の「菌トレ」では、70代男性のIEの原因菌を探ります。この症例は椎体炎も併発しています。図1に、血液培養液のグラム染色像（上）、血液寒天培地上に形成されたコロニー像（左下）、椎体のMRI画像（右下）を示します。グラム染色像からはグラム陰性の小桿菌であることがうかがえますし、凝集塊も観察されます。これらの情報から Haemophilus 属の可能性が考えられましたので、チョコレート寒天培地とX、V、XV因子の要求性および溶血性を見ることのできる4分画培地を使って培養と確認試験を行いました。その結果、チョコレート寒天培地上にコロニーが形成される一方（図2左側）、X、V、XV因子の要求性はなく、溶血性も見られませんでした（図2右側）。また、オキシダーゼおよびカタラーゼ試験は陰性、2-Nitrophenyl-β-D-galactopyranoside（ONPG）試験および乳糖分解能は陽性でした。さて、この菌は何でしょうか。

　少しマニアックな菌なのですが、答えは、Aggregatibacter aphrophilus です。「Aggregat」は凝集、「bacter」は小桿菌を意味します。「aphro」は泡とか粒、「philus」は好むです。2006年に Haemophilus 属から新たな菌属である Aggregatibacter 属に移籍となりました[1]。血液寒天培地上で発育しますが、炭酸ガス環境の発育の方が良好です。血液および脳、脊椎、肺から分離され、この症例のようにIE、脊椎炎、膿瘍を引き起こします。薬剤感受性は良好なのですが、試験を行う際は凝集するので超音波をあてて溶解させると良いです。

　2006年に菌属が移籍になったのは、Actinobacillus actinomycetemcomitans、Haemophilus aphrophilus、H. paraphrophilus、そして、H. segnis ですが、これらの細菌のゲノム的な再検討[1]が行われたためです。その際、H. aphrophilus と H. paraphrophilus のDNA-DNAの類似性が77％であったことから、属名変更とともに先に登録されていた菌種と統合され、A. aphrophilus になった経緯があります[1]。

　この検討ではBergey's Manual[2]で報告されたこの両菌種間のオキシダーゼ産生の違いは再現されていません。報告者間あ

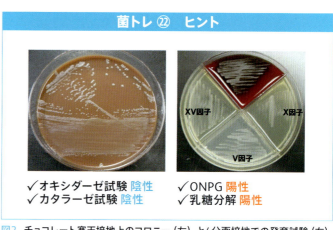

図1　70代男性 感染性心内膜炎（IE）、椎体炎

✓オキシダーゼ試験　陰性　　✓ONPG　陽性
✓カタラーゼ試験　陰性　　　✓乳糖分解　陽性

図2　チョコレート寒天培地上のコロニー（左）と4分画培地での発育試験（右）

るいは同一報告者内で評価はばらついたものの、オキシダーゼ産生陽性を示した株はA. aphrophilusよりもH. paraphrophilusの方に多かったとされています[1]。さて、オキシダーゼ陽性の場合はH. parainfluenzaeとの鑑別が必要になるわけですが、これについてはラクトースとトレハロース分解試験を行い、いずれも陽性であればA. aphrophilus、いずれも陰性であればH. parainfluenzaeと判断できます。なお、A. aphrophilusの同定は質量分析でも可能なことを付け加えておきます。

IEの主要な起炎菌としてのHACEKグループ

表1に、IEにおける極めて重要な位置づけにあるHACEKグループに属する菌種を示します。

"A"では、A. aphrophilusとともにA. actinomycetemcomitansが主要な菌になります。両者の間にはカタラーゼ試験が前者は陰性、後者は陽性になるという生化学的な性状の違いがあります。A. actinomycetemcomitansについては、2003年に山本ら[3]がIE症例を報告していますが、MacConkey培地とBromothymol blue（BTB）培地で発育したため同定に迷ったと考察されています。なお、質量分析では菌種レベルまでの同定が可能です。

これは余談ですが、Actinobacillus actinomycetemcomitansは何と長い菌名だと思われませんか。36文字にもなります。「actinomycete」は「放射菌」、「comitans」は「混合」を意味します。放射菌感染患者からいっしょに分離されたことからつけられた名称です。歯周病の原因菌として歯科領域で注目されている菌であり、TVドラマ「古畑任三郎」の中に、田村正和さんがこの菌の名前を言うシーンがあるようです。覚えるのが大変だったでしょう!! 他にもっと長い菌名がないかと探したところ、同じ36文字の菌がありました。Anaerobiospirillum succiniciproducensです。37文字以上のものはなさそうですので、首位の座を分けていることになりますが、これもAggregatibacter属が新設されたお陰ということになります。

本当に余談で失礼しました！

表1　HACEKグループ

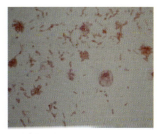

菌トレ 23　70代男性に生じた腸腰筋膿瘍と敗血症の原因菌は何か

では、次の症例です。天理よろづ相談所病院臨床病理部から解析依頼を受けた症例で、70代男性です。Round 8はIEのシリーズだったのに、腸腰筋膿瘍と敗血症じゃないかと思われていますね。実は、この症例はIEも併発していたのですが、それをどのように診断していったかが菌トレ㉓の眼目なのです。

図3に、膿汁のグラム染色像（上）、血液寒天培地上のコロニー（左下）、腸腰椎体部分のMRI画像（右下）を示します。また、オキシダーゼ試験は陽性、カタラーゼ試験は陰性でした。グラム染色像は、染色の弱い陰性桿菌であることを示しています。コロニーはEikenella属様です。化膿性脊椎炎に硬膜外膿瘍も併発しました（図4）。好気ボトルでの血液培養は79～91時間後に陽性、嫌気ボトルからは176時間後にグラム陰性桿菌が検出されました。CTガイド下穿刺の膿汁の培養では、7日後にグラム陰性桿菌が検出されています。経胸壁心エコーを行いましたが、疣贅は観察されていません。さて、この菌は何でしょうか。

答えは、Cardiobacterium valvarumです。「Cardio」は「心臓」、「bacterium」は「小桿菌」、「valvarum」は「弁」を意味します。天理よろづ相談所病院臨床病理部に解析結果を報告する際、IEの併発が本当にないかが気になる旨を伝えま

菌トレ㉓　さて、この菌なんだろう？

膿汁のグラム染色像

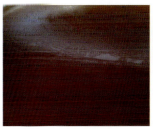
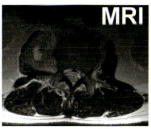

✓オキシダーゼ試験 陽性
✓カタラーゼ試験 陰性

天理よろづ相談所病院臨床病理部から解析依頼を受けた症例

図3　70代男性 腸腰筋膿瘍＆敗血症

した。すぐに経食道エコーが行われ、疣贅が見つかり、IEの併発が確認されました。

表1（前出）を見直すと、HACEKの"C"には*Cardiobacterium*属の細菌、*C. hominis*と*C. valvarum*の2菌種が記載されています。*C. valvarum*の新種登録は2005年です。Puscbら[4]は、2015年に*C. valvarum*によるIE症例を報告するとともに、それ以前に報告されていた12症例を含めて臨床的な特徴を比較しています。そこでは感染部位は大動脈弁が僧帽弁よりも圧倒的多く、全例男性であり、転帰は良好であることが示されています。

*Cardiobacterium*属の2菌種の鑑別はどうすればよいか。図5は*C. hominis*のグラム染色像と血液寒天培地上のコロニーです。これらは*C. valvarum*（図3・図4：前出）と同様に見えます。図6はコロニーのグラム染色像です。表2に両者の生化学的性状を比較してみました。菌体の長さに差がありそうですが、培養時間の長短により左右されるため、決め手にはなりません。マルトース、マンニトール、スクロースも、実は分離された菌が蓄積されていたことで陰性、陽性の双方が存在することがわかり、やはり決定打にはなりません。私の一番のお勧めは、インドール産生能の違いです。両者とも陽性なのですが、*C. valvarum*が瞬時に陽性を呈するのに対し、*C. hominis*の反応は極めて弱い反応です。

菌種レベルまで同定することの意義とは

病原微生物を迅速かつ正確に同定する意義には、第一に最適な抗菌薬の選択に直結することが挙げられます。ただし、感受性試験を実施するのであれば、同定は属レベルで十分という考え方もあります。それでも菌種レベルまで同定する意義は何か。その答えは、「菌は嘘をつかない」ので感染臓器および侵入門戸を特定できる可能性があるからです。さらに、その知見はその後の症例の蓄積を介して経験的治療の精度向上につながります。事実、上述したケースでも、*C. valvarum*という菌種レベルの同定をしたことでIEの存在が明らかにできたわけです。

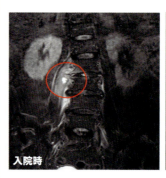
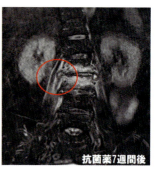

図4　化膿性脊椎炎、硬膜外膿瘍も併発

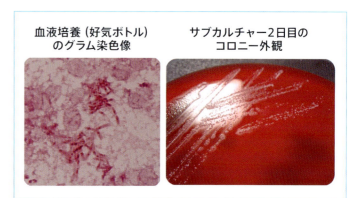

図5　*C. hominis*のグラム染色像（左）と血液寒天培地上のコロニー（右）

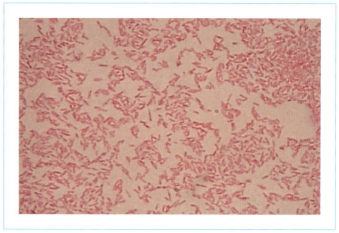

図6　*C. hominis*のコロニーのグラム染色像

表2　*C. valvarum*と*C.hominis*との性状比較

	C. valvarum	*C. hominis*
嫌気培養での発育	(−)	(−)
形態，染色性	グラム陰性桿菌（やや長い）	グラム陰性桿菌（短い）
インドール	(+)強い	(+)弱い
オキシダーゼ	(+)	(+)
カタラーゼ	(−)	(−)
硝酸塩還元能	(−)	(−)
尿素分解能	(−)	(−)
フルクトース	(+)	(+)
ラクトース	(−)	(−)
マルトース	(−/+)	(+)
マンニトール	(−/+)	(+)
マンノース	(+)	(+)
スクロース	(−/+)	(+)
キシロース	(−)	(−)

菌トレ 24　70代男性に生じた感染性心内膜炎の原因菌は何か

　Round 8最後の「菌トレ」です。症例は70代男性です。図7に、血液培養液のグラム染色像（上）、サブカルチャーしたコロニー（中央）、コロニーのグラム染色像（下）を示します。グラム染色像はグラム陰性桿菌のように見えます。コロニーのグラム染色像も同様です。オキシダーゼ試験は陽性、カタラーゼ試験は陰性です。市販されているキットでは、RapID™ NHsystemでは同定不能、NH-20ラピッドでは*Neisseria elongata* subsp. *nitroreducens* 51%、*Kingella denitrificans* 49%、CRYSTAL N/Hでグラム陰性桿菌として判定すると*Eikenella corrdens*と判定されました。さて、この菌は何でしょうか。結構な難問です。

　答えは、*Neisseria elongata* subsp. *nitroreducens*です。「*elongata*」は「長く伸びる」、「*nitroreducens*」は「硝酸塩還元」を意味します。グラム陰性桿菌（GNR）様の*Neisseria*属菌および類縁菌の生化学的性状を表3に示します。そうです。*Neisseria*属の細菌に球菌ではなく桿菌状に観察されるものがいるのです!! *N. elongata*には3つの亜種があります。質量分析では亜種までしか同定できず、この3菌種の鑑別することは困難です。表3にあるように、カタラーゼ試験における反応性と硝酸塩還元作用の有無を組み合わせて鑑別します。

　Hoshinoら[5]は、*N. elongata* subsp. *nitroreducens*による7歳の男児のIE症例という珍しいケースを報告しています。また、Osukaら[6]は*N. elongata*によるIE症例17例を解析し、男性の割合が高く（82.2%）、亜種の割合は*nitroreducens*が71%、次いで*elongata*が17%、*glycolytica*は3%と報告しています。こういった情報は亜種までの同定を行っていなければ得られません。なお、薬物療法以外に手術も必要とした割合は65%に上ったとしていることから、*N. elongata*によるIEは侵襲性においても高度と考えられます。

菌トレ ㉔　さて、この菌なんだろう？

血液培養液のグラム染色像

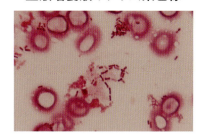

サブカルチャーの集落

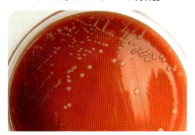

✓ オキシダーゼ試験 陽性
✓ カタラーゼ試験 陰性

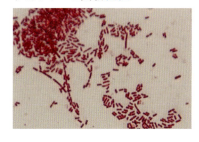

図7　70代男性 感染性心内膜炎（IE）

表3　GNR様*Neisseria*属菌＆類縁菌との鑑別性状

菌種（亜種）	OX	CAT	硝酸塩還元	PAL	
N. elongata subsp. *elongata*	+	−	−	−	
N. elongata subsp. *glycolytica*	+	+	−	−	
N. elongata subsp. *nitroreducens*	+	−	+	−	
N. weaveri	+	+	−	ND	
N. animaloris	+	+	+	−	アルギニン水解試験（+）
N. zoodegmatis	+	+	+	−	アルギニン水解試験（−）
Moraxella nonliquefaciens	+	+	+	−	
Kingella kingae	+	−	−	+	β溶血の集落
Kingella denitrificans	+	−	+（ガス）	−	オルニチン水解試験（−）
Eikenella corrodens	+	−	+	−	オルニチン水解試験（+）

OX; oxidase test, CAT; catalase test, PAL; alkaline phosphatase

次回菌トレの予告編: Neisseria属の動物関連の菌種

　次回の「菌トレ」の予告ということで、Neisseria属の中で桿菌状を示す動物関連の3菌種（N. weaveri、N. animaloris、N. zoodegmatis）について概説しておきます。

　N. weaveriは発見者の名前がつけられていますが、元々は米国疾病予防センター（CDC）がgroup M-5としていたグラム陰性菌です。イヌに咬まれたことで感染した症例が報告されています[7]。また、N. animalorisはCDCがgroup EF-4aに、N. zoodegmatisは同4bに分類していた菌です。この2菌種は動物の口腔内に常在する菌で、ヒトが動物に咬まれると感染して運が悪ければ菌血症や敗血症を引き起こします[8]。Heydeckeら[9]は、主としてイヌの咬傷からEF-4の菌が分離された13症例を対象とした検討において、6例はEF-4の単独感染であったと報告しています。この知見について著者らは、EF-4の病原性の強さを示唆するものと考察しています。

　ということで、次回 Round 9は動物感染の菌種を取り上げて「菌トレ」を行います。

文献
1) Nørskov-Lauritsen N, et al. Int J Syst Evol Microbiol 2006; 56(Pt 9): 2135-2146
2) In Bergey's Manual of Systematic Bacteriology, 2nd edn, vol. 2, The Proteobacteria, part B, The Gammaproteobacteria, pp. 883–904. Edited by D. J. Brenner, N. R. Krieg, J. T. Staley & G. M. Garrity. New York: Springer
3) 山本 剛, ほか. 日本臨床微生物学雑誌 2003; 12(6): 122-126
4) Puscb T, et al. Clinical Microbiology Newsletter 2015; 37(16): 127-132
5) Hoshino T, et al. The Pediatric Infectional Disease Journal 2005; 24(4): 391-392
6) Osuka H, et al. Intern Med 2015; 54(7): 853-856
7) Andersen BM, et al. J Clin Microbiol 1993; 31(9): 2456-2466
8) Vandamme P, et al. Int J Syst Evol Microbiol 2006; 56(Pt 8): 1801-1805
9) Heydecke A, et al. Infect Ecol Epidemiol 2013; 3: 20312

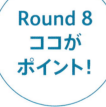

Round 8 ココがポイント!

- Aggregatibacter aphrophilusはグラム陰性小桿菌でHaemophilus属から2006年に移籍された。
- 本菌は感染性心内膜炎、脊椎炎、脳膿瘍の起炎菌として重要である。
- 属名の由来のごとく、液体培養で凝集塊（aggregate; 凝集）となるので、薬剤感受性試験の菌液調整の際には注意を要する。
- Aggregatibacter actinomycetemcomitansは歯周病や感染性心内膜炎の起炎菌である。
- 同じく、HACEKグループでCardiobacterium属菌も感染性心内膜炎の起炎菌として重要である。本属菌には、C. valvalumとC. hominisの2菌種が記載されている。両者はインドール反応の強弱や各種糖分解の性状で鑑別できる。
- Neisseria elongataは種形容語のごとく（elongeted; 伸びた）、Neisseria属菌でありながら、桿菌状に観察される。3亜種が存在するが、カタラーゼ試験と硝酸塩還元試験で鑑別できる。感染性心内膜炎の起炎菌として重要である。
- その他、Neisseria属菌で桿菌状に観察される菌種として、N. weaveri, N. animaloris, N. zoodegmatisなどがある。これら菌は動物の口腔内に存在する。

Round 9 グラム染色像 & 患者背景がポイント！ part 4
動物の咬傷後に感染症を引き起こす細菌たち

今回は「グラム染色像 & 患者背景がポイント！」part 4です。予告しましたとおり、動物に関係した感染症を取り上げます。

菌トレ 25　飼い犬に咬まれて敗血症性ショックを起こした40代男性

　Round 9最初の「菌トレ」では、イヌの咬傷後に発症した敗血症性ショックの原因菌を探ります。症例は40代男性です。図1に、血液培養液のグラム染色像（上）、イヌの咬傷患部（右下）を示します。骨折するほどの強さで咬まれていました。なお、血液寒天培地、チョコレート寒天培地、BTB寒天培地でのサブカルチャーはいずれもできませんでした。炭酸ガス環境が必要なのかも知れません。グラム染色像をみますと、グラム陰性の紡錘状の桿菌であることがわかります。さて、この菌は何でしょうか。

　答えは、*Capnocytophaga canimorsus* です。私は「かにもっくん」というあだ名で呼んでいます。「*Capno*」は「炭酸ガス」、「*cani*」は「イヌ」、「*morsus*」は「咬む」ことを意味します。この菌の特徴を表1にまとめます。血液寒天培地上で発育する菌ですが、サブカルチャーが困難なこともあります。チョコレート寒天培地でしか発育しないケースもあります。イヌやネコによる咬傷あるいは掻傷によって生じます。この菌による敗血症の致死率は30％と高く、早期診断と早期治療介入が求められます。致死率100％の狂犬病の方が怖いと思うかも知れませんが、そちらはワクチン接種を行えば発症まで数ヵ月を要しますので、救命のチャンスはあります。それとは対照的に、*C. canimorsus* 感染による敗血症には迅速な対応が必須と理解

表1　*C. canimorsus* の特徴

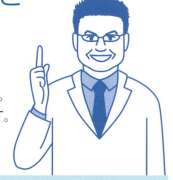

- グラム陰性桿菌（CO_2 要求性）
- 鞭毛は持たないが平板で滑走能あり
- 血液寒天培地に発育、ときにSC不能
- イヌ・ネコの口腔内常在菌
- 咬傷／掻傷後の敗血症（致死率約30％）
- 糖尿病、アルコール依存症、摘脾、高齢者
- 各種抗菌薬の感受性は良好

菌トレ㉕　さて，この菌なんだろう？

血液培養液のグラム染色像

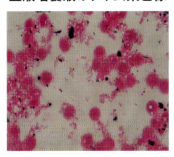

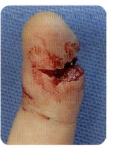

血寒＆チョコ＆BTBでサブカルチャーできない！

図1　40代男性 敗血症性ショック（飼い犬に右示指を咬まれた）

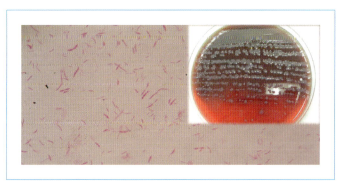

図2　*C. canimorsus* のコロニーのグラム染色像

してください。糖尿病、アルコール依存症、脾摘、高齢者が危険因子ですが、健常者にも発症します。薬剤感受性は良好です。図2はコロニーをグラム染色したものです。菌体が特徴的な紡錘形を示しますので、このような像を呈した場合は、イヌやネコとの接触について確認することが肝要です。

「菌トレ25」の症例を古谷ら[1]が論文化しています。3日経過しても静脈血の血液培養ボトルが陽性反応を示さなかったため、血液を抜き取ってグラム染色を行っています。通常は禁じ手かも知れませんが、この症例の場合は結果的にはイヌによる咬傷後という患者背景を重視した的確な判断だったと言えます。なお、竹川ら[2]がイヌ／ネコの咬傷あるいは掻傷によるC. canimorsus感染が原因の敗血症4例を医学検査誌に報告しています。

番外菌トレ3　C. canimorsusによる電撃性紫斑病の症例

菌の同定における患者背景の重要性を示す症例を紹介します。自転車で転倒、打撲した顔面と両膝に紫斑が出現、3日後に無尿、敗血症を発症した64歳男性患者です。実は自転車で転倒する2日前に全身倦怠感、前日に39℃の発熱がありました。大酒家でアルコール離脱目的の入院歴があります。菌の同定依頼がありましたので、グラム染色像を送ってもらいました（図3）。菌トレ25の症例と同様の像が観察されましたので、イヌに咬まれていないかを確認してもらいましたところ、飼い犬に左手を咬まれていたことが判明しました。今回のテーマである「グラム染色像＆患者背景がポイント！」の好例です。

*Capnocytophaga*属の8菌種

*Capnocytophaga*属には8つの菌種が登録されています（表2）。C. canimorsusとC. cynodegmiはイヌ／ネコの口腔内常在菌で、オキシダーゼ試験とカタラーゼ試験がともに陽性となります（カタラーゼ試験のみ陽性のケースもあり）。この2菌種以外はヒトの口腔内に存在します。分離頻度はC. sputigenaが最も高く、化学療法中の白血病患者等で口腔粘膜の障害が生じている、あるいは口腔内の衛生状態が悪いと菌血症になることがあります。なお、ヒトの口腔内にいる*Capnocytophaga*属の菌は、オキシダーゼ試験とカタラーゼ試験がともに陰性となります。

図4はC. sputigenaのグラム染色像と血液寒天培地上のコロニー像です。「sputigena」は喀痰を産生するという意味です。グラム染色像からは紡錘形をした菌体が観察されます。運動性はありませんが、滑走する雰囲気を醸し出しています。2～3日経過するとコロニーが黄変するという点も特徴の1つです。

*Capnocytophaga*属の細菌による症例については、中山ら[3]がC. canimorsusあるいはC. sputigena感染が原因の敗血症例をそれぞれ1例ずつ報告しています。また、我々は2005年に胃食道接合部癌患者の胸水から*Capnocytophaga*属の新種を分離・同定しました。この菌は、2008年にC. leadbetteriという名称で新種登録され、翌2009年に症例報告を行いました[4]。

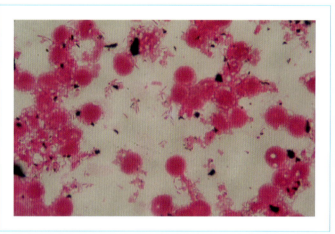

図3　血液培養液のグラム染色像

表2　*Capnocytophaga*属の8菌種

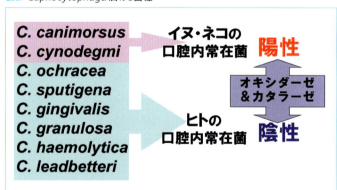

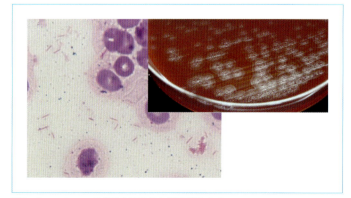

図4　C. sputigenaのグラム染色像と寒天培地上のコロニー

菌トレ12の続き 肺癌末期の80代男性に生じた肺炎／敗血症（Round 4の復習）

動物つながりということで、Round 4でとり上げたケースについて、少し復習しておきたいと思います。症例は肺炎および敗血症を起こした肺癌末期で自宅療養中の80代男性でした。

図5に血液培養液のグラム染色像（上）、サブカルチャーで生じたコロニー（下）を示します。コロニーは独特のにおいを発しています。図6は喀痰のグラム染色像（上）と血液寒天培地上のコロニー（下）です。原因菌は *Pasteurella multocida* subsp. *septica* で、Pasteur博士の名前が属の名称の中に入っています。「multo」は「たくさんの」、「cida」は「殺す」という意味で、たくさんの動物が苦しめられてきたことに由来することを述べました。この患者がペルシャ猫と小型犬を室内で飼っていることも、菌を推定する上でのヒントになったことを紹介しました。

この *P. multocida* には3つの亜種があり、質量分析による同定は *P. multocida* と菌種レベルまでです。16S rRNA遺伝子の塩基配列解析により *P. multocida* subsp. *septica* と他の2亜種の鑑別は可能ながら、これら3つの亜種を鑑別するにはソルビットとドルシットの糖分解能の違いをみなければならないことを伝えました（表3）。思い出していただけましたでしょうか。

なお、表4にこれまでの「菌トレ」でとり上げた菌も含めて、イヌ・ネコ咬傷後に感染症を惹起する主な病原微生物を挙げておきます。

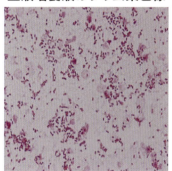
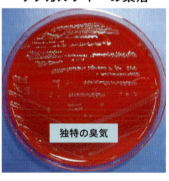

図5 80代 男性（肺癌末期自宅療養中） 肺炎／敗血症
ペルシャ猫、小型犬（室内飼育）

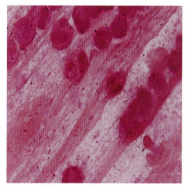

菌トレ⑫ さて、この菌なんだろう？
喀痰のグラム染色像

- オキシダーゼ試験 陽性
- カタラーゼ試験 陽性
- 硝酸塩還元試験 陽性

図6 喀痰のグラム染色像（上）と血液寒天培地上のコロニー（下）

表3 *P. multocida* 亜種＆類縁菌との鑑別性状

菌種（亜種）	オルニチン	インドール	ウレアーゼ	マンニット	ソルビット	ドルシット
P. multocida subsp. *septica*	+	+	−	+	−	−
P. multocida subsp. *multocida*	+	+	−	+	+	−
P. multocida subsp. *gallicida*	+	+	−	+	+	+
P. dagmatis	−	+	+	−	−	−
P. gallinarum	−	−	−	+	−	−
P. canis	+	d	−	−	−	−
P. stomatis	−	+	−	−	−	−

表4 イヌ・ネコ咬傷後に感染症を惹起する微生物

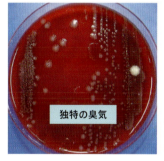

- ✓ *Capnocytophaga canimorsus*
- ✓ *Pasteurella multocida*
- ✓ *Bartonella henselae*
- ✓ *Staphylococcus aureus*
- ✓ *Streptococcus* spp.
- ✓ *Eikenella corrodens*
- ✓ *Neisseria* spp.
- ✓ *Clostridium tetani*（破傷風）
- ✓ Rabies virus（狂犬病）

番外菌トレ 4　ヒトに咬まれて生じた感染症例

　今回は動物関連の感染症がテーマなのですが、番外編としてヒトに咬まれたケースも紹介します。

　図7はヒトに咬まれた結果、感染症を起こした13歳男児の膿汁を血液寒天培地上に塗抹して発育したコロニー像です。オキシダーゼ試験陽性、カタラーゼ試験陰性、オルニチンと硝酸塩還元がいずれも陽性、糖分解能試験は陰性でした。さて、この菌は何でしょうか。

　答えは、*Eikenella corrodens* です。「*Eikenella*」は発見者名由来で、「*corrodens*」は「食い込む」という意味です。この菌はHACEKグループのメンバーです。

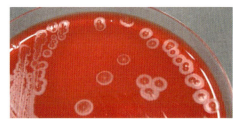

図7　ネズミではなくイヌ、ネコでもなく、ヒトの咬傷後では？
患　者：13歳，男性
主　訴：左手の疼痛，腫脹
現病歴：11月16日，友人と喧嘩をして殴った際に左手が相手の歯に当り，手背を切り，近医にて消毒，縫合処置をされた。その後，創部が化膿してきたため，総合病院を紹介受診。

菌トレ 26　ネズミに咬まれた20代男性に生じた皮疹と発熱

　次の「菌トレ」症例は20代男性です。子ネズミを殺された親ネズミがおそらく復讐しにきたケースで、自宅にて就寝中にネズミに左示指と両足下腿を咬まれ、その後、皮疹と発熱が生じています。図8に血液培養液のグラム染色像（上）とサブカルチャーで血液寒天培地上に形成されたコロニー像（下）を示します。また、図9はネズミに咬まれた傷跡（上段中央）、子ネズミ（上段右側）、下肢と手掌の皮疹（下段）です。さて、この菌は何でしょうか。

　答えは、*Streptobacillus moniliformis* です。「*moniliformis*」は「ネックレス」の形を意味するのですが、確かに図8のグラム染色像ではネックレス様につながった菌体を観察できます。なお、「*Streptobacillus*」は「連鎖桿菌」を意味します。図10はサブカルチャー4日目のコロニー像です。菌の塊が観察できます。ドブネズミの9割、クマネズミの6割が保有する菌で、同じ *S. moniliformis* でありながら16S rRNA遺伝子の塩基配列はネズミの種類によって異なります。

　我々[5]はネズミの咬傷による *S. moniliformis* 感染症例を、Miraflorら[6]はペットのネズミとの濃厚な接触が原因と考えられる発熱と皮疹を来した9歳の女児のケースを、Banerjeeら[7]はネズミの咬傷による *S. moniliformis* 感染症で死亡した14ヵ月齢の男児症例を報告しています。そして、Khatchadourianら[8]は、ネズミをペットにすることによるRat Bite Fever（RBF）の危険性について、小児科医は警告しています。さらに、Suzukiら[9]は、ネズミに咬まれたことで発熱と関節炎を発症したペットショップで働く39歳の症例を報告するとともに、過去に報告された3例との比較を行っています。

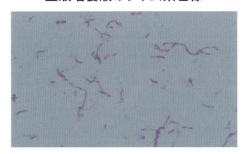
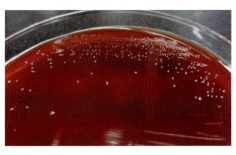

図8　20代男性　主訴；皮疹＆発熱
自宅にて就寝中にネズミに左示指と両足下腿を咬まれた

Round 9 動物の咬傷後に感染症を引き起こす細菌たち

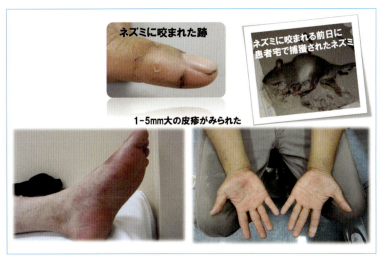

図9 ネズミに咬まれてから皮疹が見られるまで

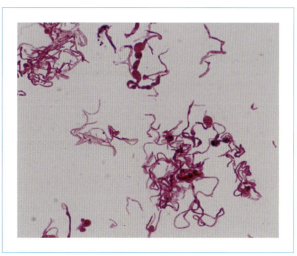

図10 サブカルチャー4日目集落のグラム染色像

　表5に私が関与した日本国内でS. moniliformis感染症と診断された12症例をまとめてみました。全例敗血症を起こしていますが、関節炎を併発する例が半数以上を占めています。基本的に発育の悪い菌なのですが、1日前後という比較的短期間で血液培養試験が陽性となっていました。陽性が確認されたのは全てBD社の培養ボトルでした。他社のボトルでは陽性を示しませんでしたので、この結果にはボトル培養液中に含まれる栄養成分や抗凝固剤sodium polyanethol sulfonate（SPS）の濃度が影響しているのかもしれません。また、好気ボトルよりも嫌気ボトルでの陽性率が高かったこともこの菌の特徴と言えます。

　ここでのもう1つの留意点は、半数が鼠咬傷なし、または不明だったことです。実は、S. moniliformisはヒトの口腔内にも存在しているのではないかと疑っています。他方、関節リウマチ患者の関節炎が悪化し発熱したケースにおいて、鼠咬傷のない場合はS. moniliformis感染を疑うのは難しいと思います。しかし、そのようなケースでも血液培養液をグラム染色し、16S rRNA遺伝子の塩基配列についてシークエンス解析を行えば、S. moniliformisが原因であることをつきとめられることをNeiら[10]が報告しています。なお、S. moniliformisは質量分析により高い精度での同定が可能です。

表5 S.moniliformisが血液培養から検出された症例

No.	年齢・性別	鼠咬傷	病態	会社	セット数	陽性ボトル	日数/時間
1	79歳・M	なし	敗血症&関節炎	BD	2	嫌2	1日
2	60代・M	なし	敗血症	BD	1	好1・嫌1	1日
3	45歳・M	あり	敗血症	BD	2	嫌2	1日
4	20代・M	あり	敗血症	BD	3	好1・嫌1・小1	16h, 17h
5	79歳・M	あり	敗血症&髄膜炎？	BD	2	好2・嫌2	22h〜23h
6	77歳・M	あり	敗血症&関節炎&髄膜炎	BD	2	嫌2	31h, 35h
7	81歳・F	あり	敗血症&関節炎&IE	BD	2	好1・嫌2	27〜30h, 45h
8	84歳・F	あり	敗血症&関節炎	BD	2	嫌1	24h
9	88歳・M	不明	敗血症&関節炎	BD	2	好2・嫌2	1日
10	62歳・M	なし	敗血症&腸腰筋膿瘍&椎間板炎&腎膿瘍	BD	2	嫌2	27h
11	73歳・F	なし	敗血症&関節炎（多発性）	BD	3	好3・嫌3	26〜36h
12	51歳・M	なし？	敗血症&関節炎	BD	2	嫌2	25h, 40h

菌トレ 27　50代男性調理師に生じた敗血症と髄膜炎

さて、Round 9最後の「菌トレ」は、50代男性の調理師に生じた敗血症と髄膜炎の原因菌の同定です。この症例は動物に咬まれてはいませんが、職業上、豚肉を取り扱うことが多いというのがヒントになります。図11に血液培養液のグラム染色像（上）、チョコレート寒天培地およびオプトヒンディスクをのせた血液寒天培地の2分画でのコロニー形成像（下）を示します。グラム染色像から陽性菌であることは明らかですが、桿菌か球菌かの判断に迷います。コロニー像からはオプトヒン耐性菌であること、α溶血性であることがわかります。さて、この菌は何でしょうか。

答えは *Streptococcus suis* で、この菌は豚レンサ球菌とも呼ばれます。「*suis*」が「豚」を意味します。表6にこの菌の特徴をまとめました。人獣共通感染症の原因菌である点が重要です。2005年に中国四川省で *S. suis* 感染症が流行した際には200人ほどの患者が出て、うち約40人が死亡しました。日本での1994年以降の発症17例を表7に示しますが、ここでも死亡率は29.4%と高くなっています。患者の職業欄を見ると、いずれも飲食業あるいは養豚業に従事していたことがわかります。病態は髄膜炎が圧倒的多数を占めており、回復したとしても後遺症として難聴になるリスクが高いことがわかります。この点は、Houngら[11]が行ったヒト *S. suis* 感染症の臨床症状についての検討でも、対象174例の44.8%に失聴が、16.7%に内耳前庭異常が認められたということで、同様の傾向が示されています。

以上で、今回の「菌トレ」は終了です。次回をお楽しみに。

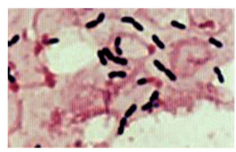
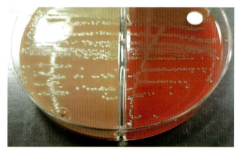

図11　50代男性（調理師）敗血症・髄膜炎

表6　*S. suis*（豚レンサ球菌）の特徴

- グラム陽性双球菌．
- 羊血液寒天培地でα溶血，馬血液寒天培地ではβ溶血の株もあり
- Lancefield R, S, T; *S. gordonii* や *S. sanguinis* と鑑別
- ヒトおよびブタに感染症を起こす人畜共通感染症の原因菌
- 主な病態としては，敗血症，髄膜炎，心内膜炎など
- 養豚業者や食肉解体業，飲食店勤務など生きたブタや生肉と関わる職業での感染リスクが高い．
- 現在までに33種類の血清型が報告されている
  その中で最も多いものは，血清型2型．

表7 日本におけるヒトのS. suis感染報告例

症例	報告年	年齢	性別	職業	診断	症状	転帰	後遺症
1	1994	55	M	飲食業	敗血症	Waterhouse－Friderichsen症候群（劇症型敗血症）	死亡	
2	2003	58	M	養豚業	髄膜炎	頭痛，関節痛，発熱，意識障害，項部硬直，右不全型麻痺	回復	難聴
3	2003	47	M	食肉加工業	髄膜炎	頭痛，高熱	回復	難聴
4	2004	47	F	食肉加工業	髄膜炎	頭痛，高熱，意識障害	回復	難聴
5	2006	57	F	飲食業	髄膜炎	倦怠感，食思不振，発熱	回復	難聴
6	2006	56	M	食肉加工業	髄膜炎	頭痛，発熱，意識障害，DIC，敗血症性ショック，上腕骨膿瘍	回復	難聴
7	2006	56	F	飲食業	敗血症	発熱，紫斑，播種性血管内凝固症候群	回復	
8	2007	63	F	農業	電撃性紫斑病	意識障害，紫斑，敗血症性ショック，DIC（劇症型敗血症）	死亡	
9	2008	50	M	酪農業	感染性心内膜炎	発熱，腰背部痛	回復	
10	2008	49	M	養豚業	髄膜炎	肩頸部疼痛，難聴，頭痛，発熱	回復	難聴
11	2009	68	M	食肉加工業	髄膜炎	倦怠，嘔気，頭痛，難聴，項部硬直，四肢筋力低下 急性腎不全，DIC	回復	難聴 腎機能障害
12	2010	50	M	飲食業	髄膜炎	頭痛，発熱，頸部硬直	回復	難聴
13	2012	55	M	飲食業	化膿性関節炎	発熱，倦怠，関節痛	回復	
14	2013	30代	M	豚肉取扱い	敗血症	頭痛，発熱，呼吸苦，腹痛	死亡	
15	2013	55	F	養豚業	髄膜炎	頭痛，発熱，嘔気，めまい	回復	難聴
16	2014	34	M	養豚業	腸管感染症	下痢，嘔吐，腹痛，悪寒，敗血症	死亡	
自験例	2015	55	M	調理師	敗血症，大腸炎	発熱，意識障害，DIC，劇症型敗血症	死亡	

1994年以降，国内発症例は論文報告例および自験例を合わせて17症例．年齢：30－68歳．男女比：12：5いずれも職業との関連性があった．
死亡率：5/17 ＝29.4%
石川県立中央病院救命救急センター南啓介先生のご厚意による

文献
1) 古谷明子，ほか．日本臨床微生物学雑誌 2010; 20(3): 182-187
2) 竹川啓史，ほか．医学検査 2010; 60(3): 205-208
3) 中山麻美，ほか．医学検査 2010; 59(10): 1171-1175
4) 佐藤延子，ほか．日本臨床微生物学雑誌 2009; 19(3): 182-187
5) Hayakawa Y, et al. Jpn J Infect Dis 2017; 70: 323-325
6) Miraflor AP, et al. JAAD Case Rep 2015; 1(6): 371-374
7) Banerjee P, et al. J Forensic Sci 2011; 56(2): 531-533
8) Khatchadourian K, et al. Paediatr Child Health 2010; 15(3): 131-134
9) Suzuki K, et al. Open Forum Infect Dis 2017; 4(2): ofx 038, (PMID: 28730157)
10) Nei T, et al. BMC Res Notes 2015; 8: 694
11) Huong VTL, et al. Emerg Infect Dis 2014; 20(7): 1105-1114

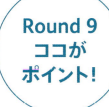

Round 9 ココがポイント！

- *Capnocytophaga canimorsus*はグラム陰性桿菌で炭酸ガス要求性である。
- オキシダーゼ試験陽性、カタラーゼ試験陽性である。ただし、オキシダーゼ試験陰性のことがある。
- イヌやネコによる咬傷や掻傷後に敗血症を起こす。致死率約30％である。
- *Capnocytophaga*属菌のなかには、ヒトの口腔内に常在する菌種もある。これらの菌はオキシダーゼ試験とカタラーゼ試験がともに陰性である。
- イヌやネコによる咬傷や掻傷後に敗血症を起こす細菌として、Round 4で登場したPasteurella multocidaも重要である。
- *Eikenella corrodens*はHACEKグループの細菌でヒトの口腔内に常在する。オキシダーゼ試験陽性、カタラーゼ試験陰性である。感染性心内膜炎の起炎菌として重要である。
- ネズミによる咬傷ではStreptobacillus moniliformisが重要な起炎菌である。
- 本菌はBD BACTEC™の嫌気ボトルからの分離報告が多い。質量分析法で同定できる。
- *Streptococcus suis*は豚レンサ球菌とよばれており、ヒツジ血液寒天培地ではα溶血を呈するが、ウマ血液寒天培地ではβ溶血の株がある。
- ヒトやブタに感染症を起こす人獣共通感染症の起炎菌である。
- 養豚業や食肉解体業、飲食店勤務など生きたブタや生肉と関わる職業での感染リスクが高い。

Round 10

グラム染色像 & 患者背景がポイント！ part 5

Urosepsis（尿路性敗血症）を引き起こす細菌たち

2018年は戌年。今回はイヌに関わる「菌トレ」です。

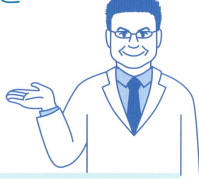

菌トレを開始する前に

イヌに関わる細菌たち（ネコも合わせて）

表1にイヌに関わる細菌を挙げました。これらには全て、イヌを意味する「*canis*」という種形容語がつけられています。ヒト由来が2菌種、ウシが1菌種ありますが、これらもイヌから感染したという経緯が推定されます。表2はやはりイヌ由来の病原微生物で、細菌以外のものになります。なお、種形容語は、「*canis*」のように宿主を表現しています（表3）。

イヌは「菌トレ」でじっくりと解説するとして、ここでネコに関係する細菌感染症を紹介したいと思います。

紹介するネコ由来の菌種は、*Corynebacterium ulcerans* です。この菌はジフテリア菌と同じプラスミドを持ち、ジフテリアトキシンという毒素を産生します。呼吸困難等を訴えて亡くなった60代女性から、この菌が分離されました。この女性は、野良猫に餌付けしていたということで、*C. ulcerans* を保菌していたネコたちとの接触感染と考えられました。

この菌については、厚生労働省のホームページにQ&Aサイトが設けられています（https://www.mhlw.go.jp/bunya/kenkou/kekkaku-kansenshou18/corynebacterium_02.html）。Q7に日本での発生状況が示されており、それによれば2001年から2017年11月末までに25例が確認されているとのことです。多数の野良猫との接触があったとされるケースが多く、イヌからの感染例もあります。

図1は50代男性の頸部リンパ節組織を採取し、グラム染色を行ったときの染色像です。貪食されている *Corynebacterium* 属菌様の形態が観察されます。

このサイトのQ13にはジフテリア菌との鑑別方法が取り上げられています。そこには、"アピコリネキット（ビオメリュージャパン）やRapID CB Plusキット（アムコ社）などによる生化学的な試験が鑑別に有効で、*rpoB* 遺伝子の配列による同定も可能ですが、16S rRNA遺伝子の配列、コロニー形態やグラム染色像のみでの鑑別は難しい"と書かれています。また、*C. ulcerans* は乳白色のコロニーを形成、弱いβ溶血、カタラーゼ試験陽性、オキシダーゼ試験陰性、ウレアーゼ試験陽性、

表1 *canis*（イヌ）を種形容語に持つ細菌たち

Species	基準株	由来 宿主；材料	分離国	記載年
Actinomyces canis	M2289/98/2	犬；膿	英国	2000
Brucella canis	RM6/66	犬；尿膜腔液	米国	1968
Capnocytophaga canis	CcD38	犬；口腔	スイス	2016
Corynebacterium canis	CCUG58627	人（犬咬傷後）；膿	ドイツ	2010
Enterococcus canis	CCUG46666	犬；肛門・耳	ベルギー	2003
Helicobacter canis	NCTC12739	犬；糞便	英国	1994
Moraxella canis	N7	人（犬咬傷後）；膿	スウェーデン	1993
Mycoplasma canis	ATCC19525	犬；喉	英国	1955
Neisseria canis	H6	犬；喉	ドイツ	1962
Pasteurella canis	NCTC11621	犬；喉	英国	1985
Streptococcus canis	STR-T1	牛；乳房炎（犬）	ドイツ	1986

表2 *canis*（イヌ）を種形容語に持つその他の病原体

Species	分類	病気
Ehrlichia canis	リケッチア	エーリキア症
Microsporum canis	真菌	白癬
Babesia canis	原虫	バベシア症
Cryptosporidium canis	原虫	クリプトスポリジウム症
Hepatozoon canis	原虫	犬ヘパトゾーン症（マダニ媒介性）
Toxocara canis	回虫類	犬回虫症

表3 宿主（動物）に由来する菌名（種形容語）

bovis；ウシ	*caprae*；ヤギ
canis；イヌ	*ovis*；ヒツジ
equi；ウマ	*microti*；ネズミ
suis, porci；ブタ	*chelonae*；カメ
avium；トリ	*elephantis*；ゾウ
gallina；ニワトリ	*pinnipedii*；アシカ
felis；ネコ	*phocae*；アザラシ
iniae, delphini；イルカ	*simiae*；サル
hominis；ヒト	*xenopi*；カエル

Round 10　Urosepsis（尿路性敗血症）を引き起こす細菌たち

CAMP抑制反応あり（図2）、硝酸塩還元陰性、グルコース陽性、マルトース陽性などの生化学的性状を示すとされています。
　*C. ulcerans*の同定については、アピコリネキットを使用した場合には*C. pseudotuberculosis*との誤同定の可能性があることから、トレハロースの分解性を確認するとともに*rpoB*遺伝子の塩基配列解析等による確認が必要であること、試験時はマクファーランド濁度6以上の菌液を使用し、36±2℃で24時間培養後に判定することが注意点に挙げられています[1]。

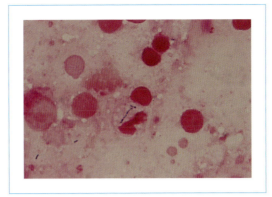
図1　頸部リンパ節組織のグラム染色像

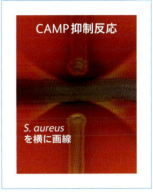
図2　CAMP抑制反応

菌トレ 28　80代女性の尿路感染症および敗血症の原因菌を探る

　尿路性敗血症の最多の起炎菌は*Escherichia coli*、次いで*Klebsiella*属、*Proteus*属などのグラム陰性菌であり、グラム陽性菌では*Enterococcus*属、*Staphylococcus*属が多いとする石原らの総説[2]で示された状況が基本ではないかと思います。これらのメジャーな菌ではない「菌トレ」Round 10の開始です。
　最初の症例は80代女性です。この症例の尿路感染症と敗血症の原因菌を探ります。図3に血液培養液のグラム染色像（上）、サブカルチャーしたコロニー像（下）を示します。グラム染色像では、菌がクラスターをつくっているようにみえます。そこで*Staphylococcus*属の菌を想定したのですが、血液寒天培地上のコロニーはα溶血を示したことから、これは否定されました。さて、この菌は何でしょうか。
　答えは*Aerococcus urinae*です。「*Aero*」は空気、「*coccus*」は球菌、「*urinae*」は尿を意味します。*Aerococcus*という属名は1953年にWilliamsら[3]によって提案されたことに始まります。*Aerococcus*属には8つの菌種がありますので、それぞれの生化学的性状を表4にまとめます。なお、質量分析を用いれば*A. urinae*は高い精度で同定できます。
　宮里ら[4]が*A. urinae*による感染性心内膜炎（IE）の症例を報告しています。彼女らはその報告の中で、同定キットを用いた場合には*S. acidominimus*と誤同定される可能性があることを指摘しています。なお、*A. urinae*が引き起こす他の病態には、脊椎炎や膿瘍が挙げられます。これらの病状を呈した患者については尿と血液の培養と同定検査を行い、臨床医とともにIE併発の有無をチェックすることが肝要です。

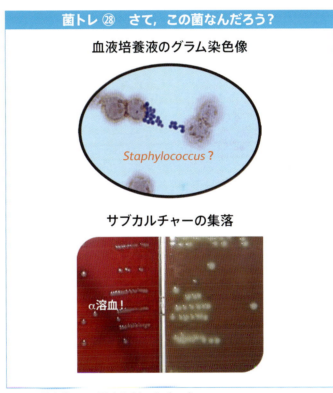
図3　80代女性 UTI＆敗血症（ウロセプシス）

表4　*Aerococcus*属8菌種の鑑別性状

菌種	PYR	LAP	β-Glu	β-Gal	Urease
A. urinae	−	+	+	−	−
A. viridans	+	−	−	−	−
A. sanguinicola	+	+	+	−	−
A. christensenii	−	+	−	−	−
A. urinaehominis	−	−	+	−	+
A. urinaeequi	−	−	+	−	−
A. suis	−	−	−	+	−
A. vaginalis	−	+	−	+	−

PYR; pyrrolidonyl aminopeptidase, LAP; leucine aminopeptidase, β-Glu; β-Glucuronidase, β-Gal; β-Galactosidase

菌トレ 29　70代男性の尿路感染症およびひ敗血症の原因菌を探る

次の「菌トレ」の症例は70代男性です。図4に尿沈渣のグラム染色像（上）、炭酸ガス環境下で24時間培養した血液寒天培地上のコロニー像（下）を示します。グラム染色像ではグラム陽性の球菌を認め、コロニーはα溶血を呈しています。さて、この菌は何でしょうか。

同定キット（Rapid ID 32 STREP API）は、99.9％の確率で*A. viridans*であるとしています（図5）。それなのに違うの？と思いますよね。正解は*Aerococcus sanguinicola*です。典型的な性状を示さない、あるいは菌自体が収載されていなければ誤同定されることがあります。したがって、同定キットが高い確率をもって菌を同定したからといって、それを盲目的に信じてはいけません。このような例があるのですから、みなさん、「菌トレ」に励んでくださいね。

ところで、*A. sanguinicola*の「*saiguini*」は「血液」、「*cola*」は「居る」を意味します。そしてCattoirら[5]も指摘しているように、この菌の同定にキットを用いた場合には*A. viridans*と誤同定されやすいのです。したがって、両者は表4（前出）に示したように、LAPとβ-グルクロニダーゼの反応性の違いをもって鑑別することになります。なお、質量分析では精度高く同定することが可能です（表5）。

梅田ら[6]により、*A. urinae*と*A. sanguinicola*の複合感染による菌血症および腎盂腎炎の症例が報告されています。彼女らが血液寒天培地上にα溶血の異なる2種類のコロニーが形成されていることに気づいたからこそ、2菌種の複合感染であることが解明されたわけです。なお、ここでもキットを用いていたため、当初は*A. sanguinicola*が*A. viridans*と誤同定されていました。グラム染色像、形成されたコロニー像の入念な観察の重要性を示すケースです。

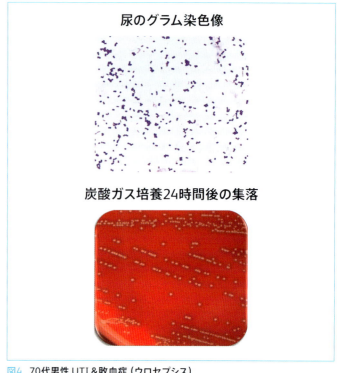

図4　70代男性 UTI & 敗血症（ウロセプシス）

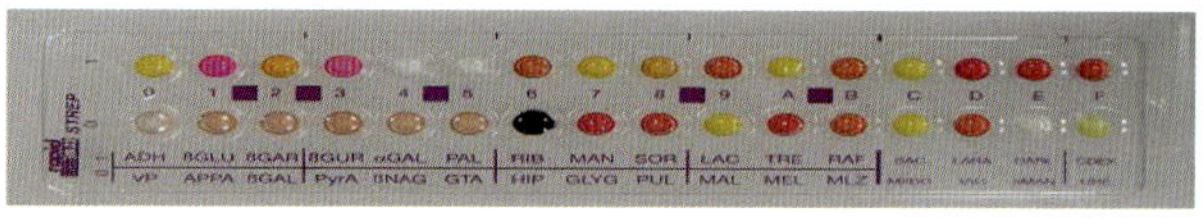

図5　キットによる同定の結果
Rapid ID 32 STREP API (bio Merieux)
コード番号：21620011110
Aerococcus viridans 99.9%

表5　MALDIバイオタイパーによる同定

Rank (Quality)	Matched Pattern	Score Value	NCBI Identifier
1 (+++)	Aerococcus sanguinicola 995100567 LBK	2.39	119206
2 (++)	Aerococcus sanguinicola UR_01084b_09 ERL	2.24	119206
3 (+)	Aerococcus sanguinicola DSM 15633T DSM	1.71	119206
4 (−)	Clostridium hiranonis DSM 13275T DSM	1.4	89152
5 (−)	Bacillus bataviensis DSM 15601T DSM	1.34	220685
6 (−)	Actinomyces georgiae ENR_0504 ENR	1.31	52768
7 (−)	Rhizobium radiobacter B166 UFL	1.3	358
8 (−)	Malikia spinosa DSM 15801T HAM	1.27	86180
9 (−)	Chryseobacterium gleum LMG 12448 LMG	1.27	250
10 (−)	Paenibacillus sp 09 CTC	1.23	44249

Aerococcus属菌の薬剤感受性

Rasmussen[7]の総説でも述べられているように、Aerococcus属菌による感染症は高齢の女性に多いと言えます。また、Shelton-Dodgeら[8]は、A. urinaeあるいはA. sanguinicolaによる尿路感染症の発症頻度は、高齢者、女性、施設入所者で有意に高いとし、これらの分離菌はニューキノロン系抗菌薬に耐性であるとしています。Rasmussen[9]も、Aerococcus属菌の抗菌薬耐性について同様の報告をしており、ST合剤にも耐性としています。

なお、Clinical & Laboratory Standards Institute（CLSI）のM45-A3では、A. urinae、A. viridans、A. sanguinicolaの薬剤感受性試験においては溶血ウマ血液（LHB）を2.5%から5% v/v添加したCation Adjusted Mueller-Hinton Broth（CAMHB）培地を用い、炭酸ガス環境下に35℃で20～24時間かけて培養することを推奨しています。

菌トレ 30 　80代女性の尿路感染症および敗血症の原因菌を探る

では、Round 10最後の「菌トレ」です。症例は尿路感染症と敗血症を起こした70代女性です。図6に血液培養液のグラム染色像を示します。血液寒天培地にもBTB寒天培地にも、24時間後のコロニー形成を認めていません。グラム染色像はCorynebacterium属菌様ですが、さて、この菌は何でしょうか。

答えは、Actinotignum schaaliiです。「Actino」は放射線状を、「tignum」は短いビームで桿菌を意味し、「schaalii」はドイツの細菌学者の名前に由来しています。この菌は炭酸ガス環境下で発育が良好です。なお、この菌は属名がActinobaculumからActinotignumに変更されています[10]。

質量分析において、A. schaaliiの分類はcategory B、つまり同定は属レベルまでの時もあります。この点は、A. sanguinisも同様です。A. urinaleも含め、これら3菌種の鑑別には生化学的性状を用いることが必要になります（表6）。

米谷ら[11]は、血液培養によってA. schaaliiが検出された尿路感染症患者4症例について報告しています。いずれも嫌気ボトルのみ陽性となっています。彼らは薬剤感受性試験も行い、ニューキノロン系抗菌薬とST合剤に耐性であったとしています[11]。

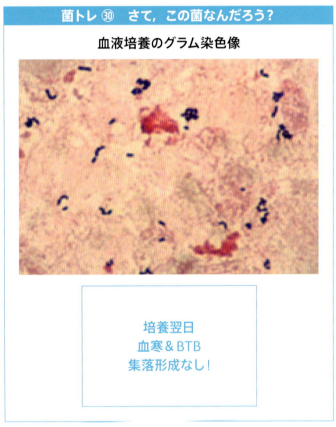

図6 80代女性UTI＆敗血症（ウロセプシス）

表6 Gemella属9菌種の鑑別性状

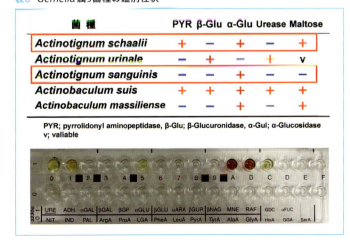

番外菌トレ 5

未知の菌名との遭遇
～あなたならどうする、私ならこうする

Round 10での「菌トレ」は以上ですが、実は、お年玉企画がもう1つあります。

今まで聞いたことのない菌名に遭遇したらどうすればよいか。そのときにやるべきことを今から伝授します。方法は3つあります。

1つ目は、"List of Prokaryotic names with Standing in Nomenclature（LPSN）のサイト（http://www.bacterio.net/）にアクセスする"という方法です。LPSNには、International Journal of Systematic and Evolutionary Microbiology（IJSEM）に登録された菌種がアルファベットごとに整理されて掲載されていますので、サイト画面上の菌の属名の頭文字をクリックすれば、菌名がアルファベット順に表示されます。調べたい菌名をクリックすると基準株、菌名の由来が掲載されています。画面を下向きにスクロールしていき、"Original article in IJSEM Online"をクリックすると、菌種記載の根拠となった論文が出てきます。論文には菌の生化学的性状が示されていますので、それをチェックすることを勧めます。生化学的性状の比較表が載っていますから、それと自施設で分離された菌株の性状とを比較することが大切です。16S rRNAの塩基配列解析が可能な施設であれば、系統樹を確認するのもよいと思います。

2つ目は、Google Scholar（https://scholar.google.com/）に菌名を入力する方法です。私は、"ググスカでぐぐる！"と呼んでいます。このサイトが優れているのは検索結果が学会発表か学術論文に限定されて示される点です。

3つ目はPubMedです。このサイトは皆さんご存じだと思います。私が使っている呼び名は、"パブメドでぱぶる！"です。

これらの3つの方法を駆使すれば、未知の菌名に遭遇した場合にも困ることは少ないと思います。即座に多くの情報の入手が可能であり、求められる対応を迅速かつ正確に、効率よく行えるようになると思います。なお、論文によってはfull textのfree downloadができない場合もあります。

さて、お年玉企画も登場した「菌トレ」はいかがでしたか。

文献
1) IASR 2010年7月号, Vol. 31, p 206-207
2) 石原哲, ほか. 日本化学療法学会雑誌 2003; 51: 435-438
3) Williams RE, et al. J Gen Microbiol 1953; 8(3): 475-480
4) 宮里明子, ほか. 感染症学雑誌 2011; 85: 678-681
5) Cattoir V, et al. Scand J Infect Dis 2010; 42810): 775-780
6) 梅田綾香, ほか. 日本臨床微生物学雑誌 2016; 26(3): 234-238
7) Rasmussen M. J Infect 2013; 66(6): 467-474
8) Shelton-Dodge K, et al. Diagn Mcriobiol Infect Dis 2011; 70(4): 448-451
9) Rasmussen M. Clin Microbiol Infect 2016; 22(1): 22-27
10) Yassin AF, et al. Int J Syst Evol Microbiol 2015; 65(Pt 2): 615-624
11) 米谷正太, ほか. 日本臨床微生物学雑誌 2018; 2881): 35-41

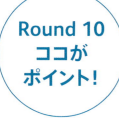

Round 10 ココがポイント！

- *Aerococcus urinae*はグラム陽性クラスター状（ブドウ球菌様）であるが、集落はα溶血を呈する
- 本菌はウロセプシス（尿路性敗血症）の患者から分離される。また、感染性心内膜炎の起炎菌としても重要である。したがって、本菌が血液から分離された場合は感染性心内膜炎の有無を検索することが肝要である。
- その他、*Aerococcus*属の細菌では、*A. viridans*, *A. sanguinicola*も分離される。*A. sanguinicola*は同定キットや自動機器のデータベースに掲載されていないので、*A. viridans*と誤同定される。LAPやβ-グルクロニダーゼの性状で鑑別できる。
- 近年、ウロセプシスの起炎菌として*Actinotignum schaalii*が注目されている。グラム陽性桿菌で以前は*Actinobaculum*属に分類されていた。血液寒天培地で発育に2, 3日間を要する。
- *A. schaalii*は尿路感染症の治療に頻用されるニューキノロン系薬やST合剤に耐性である。
- 本菌と類縁である*A. sanguinis*も分離されることがある。両者はPYRやマルトース分解の有無で鑑別できる。

Round 11　グラム染色像 & 患者背景がポイント！　part 6
菌は嘘をつかない！

今回は「グラム染色像 & 患者背景がポイント！」のpart 6です。同定された菌から病態を想定する、逆に病態から原因菌を想定するケースを取り上げます。特に、前者の場合は臨床医に感謝されることが多く、"臨床微生物検査技師冥利に尽きる"こととなります。

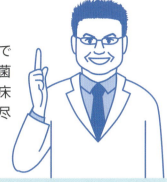

菌トレ 31　乳癌を疑われて紹介受診してきた40代女性　実は肉芽腫性乳腺炎であった

　今回の「菌トレ」の最初の症例は40代の女性です。乳癌の疑いで紹介受診されましたが、肉芽腫性乳腺炎であることがわかりました。図1に乳腺穿刺液（上段左）、乳房組織のグラム染色像（上段右）を示します。グラム染色像では、脂肪細胞周辺にCorynebacterium属様の桿菌が存在する状況が観察されます。24時間では形成されなかったコロニーが3日目に出現し（図2左側）、そのグラム染色像は陽性桿菌であることを示しています（図2右側）。API Coryne V3.0の結果はCorynebacterium argentoratenseですが、さて、この菌は何でしょうか。

　答えはCorynebacterium kroppenstedtiiです。私は「クロッペンくん」という愛称で呼んでいます。この菌の特徴を表1にまとめます。「kroppenstedtii」は、ドイツの高名な細菌学者の名前に由来しています。この菌の大半は乳腺炎の膿汁から分離されています。データベースに登録がないため、キットや自動機器では同定できません。血液寒天培地での発育には2～4日かかるのですが、この菌は脂質好性ですので培地に界面活性剤を添加することで発育が促進されます。同様の理由で、治療抗菌薬も脂溶性のものが望ましいです。同定の際の留意点として、菌量が極めて少ないが故に（図3）、菌が観察されているにもかかわらず、検体採取時の常在菌による汚染と判断し、検査を中止してしまいがちなことを挙げておきます。

　今回の「菌トレ」の目的は、菌種と病態の密接な関係を知ることです。乳癌の疑いも含め、肉芽腫性乳腺炎という病態はC. kroppenstedtii感染と密接な関連があることを念頭に置き、原因菌の同定を進めることが肝要です。菌量が少ないので、ブルセラHK半流動培地で増菌することも検出・同定に有効です。肉芽腫性乳腺炎患者から分離された菌株を同定キットで評価し、C. argentoratenseと出たらC. kroppenstedtii感染を疑うということも大事だと思います。なお、質量分析では、C. kroppenstedtiiを精度高く同定することが可能です。

　C. kroppenstedtiiの薬剤感受性試験について、CLSI M45-A3

図1　40代女性 肉芽腫性乳腺炎（乳癌を疑われ紹介受診）①

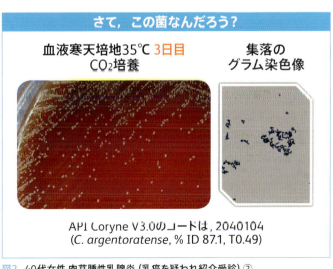

図2　40代女性 肉芽腫性乳腺炎（乳癌を疑われ紹介受診）②

では溶血ウマ血液（LHB）を2.5％から5％ v/v添加したCation Adjusted Mueller-Hinton Broth（CAMHB）培地を用い、通常の好気環境下に35℃で24～48時間かけて培養することを推奨しています。発育が思わしくなければ、上述したように界面活性剤を添加する方法がありますが、各種薬剤の抗菌活性にいかなる影響があるかは不明ですので、あくまで参考ということで取り扱ってください。

文献的には、菅原ら[1]が36歳女性の乳腺炎症例を報告しています。この報告は、Tauchら[2]の総説に引用されています。論文が受理されること、他の論文に引用されることは大変な喜びになりますので、みなさんも挑戦してみてください。

Corynebacterium属の他の主な菌種

乳腺炎、膿瘍、リンパ節炎患者から分離されるCorynebacterium属の菌には、C. kroppenstedtii の他にC. pseudodiphtheriticum、C. pseudotuberculosis、C. tuberculostearicum などがあります。また、Corynebacterium 属の中で遭遇頻度が最も高い菌はC. striatum だと思われます。なお、C. resistens は、Corynebacterium属にいち早く注目し、「C. striatumとは何か違う！」という「ひらめき」を持っていた大塚喜人先生が多剤耐性の新たな菌種として報告したものです[3]。

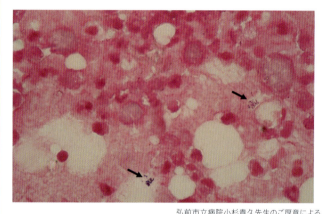

表1 Corynebacterium kroppenstedtii の特徴

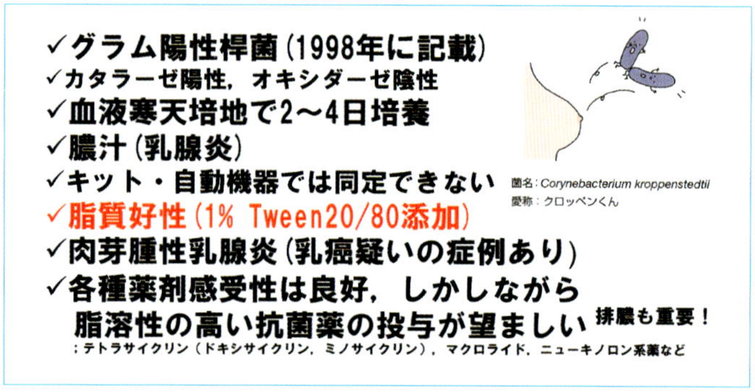

図3 膿汁のグラム染色像

菌トレ 32　細菌性髄膜炎を発症した日齢8の男児

次の「菌トレ」の症例は、細菌性髄膜炎を発症した日齢8の男児です。図4上に髄液のグラム染色像を示します。グラム陽性双球菌であることがわかります。Lancefield分類ではD群に相当します（図4下）。さて、この菌は何でしょうか。

答えは、Streptococcus gallolyticus subsp. pasteurianusです。「lyticus」は分解するという意味ですので、「gallolyticus」はガレート（没食子酸塩）分解となります。この菌の特徴を表2に示します。旧名称はStreptococcus bovis biotype II/2です。Takahashiら[4]が、髄膜炎を発症した生後5週間の幼児の血液、脳脊髄液、便からS gallolyticus subsp. pasteurianusが分離されたとの報告をしています。

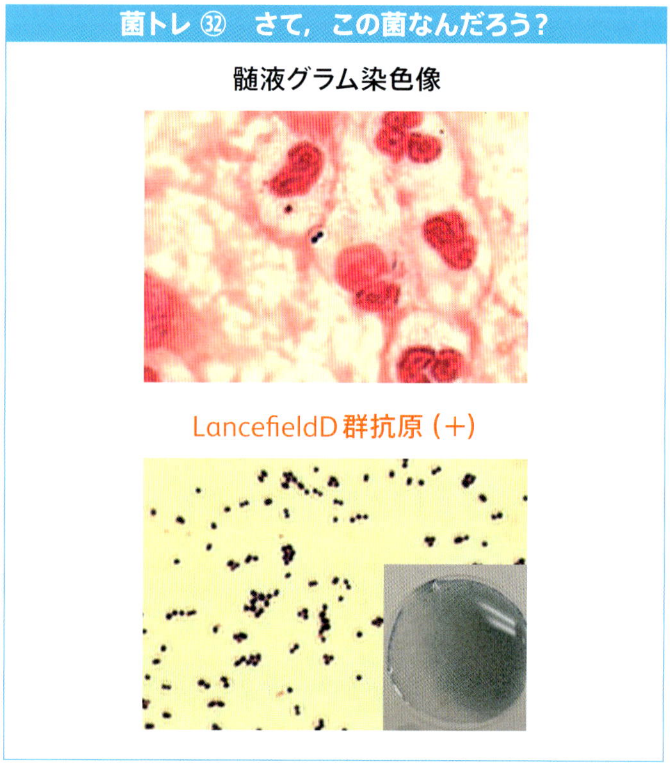

S. gallolyticus subsp. gallolyticusは大腸癌や感染性心内膜炎の原因菌？

S. gallolyticusの亜種であるS. gallolyticus subsp. gallolyticusも、臨床上重要な菌です。この菌は、旧名称S. bovis biotype Iで大腸癌患者や感染性心内膜炎（IE）患者から検出されています。Boleijら[5]が行ったメタ解析では、S. bovis biotype II感染症患者群に比べS. bovis biotype I感染症患者群における大腸癌およびIEの発症リスクは有意に高かったこと、S. bovis 感染IE

図4 日齢8男児 細菌性髄膜炎

患者群における大腸癌の発症頻度は、他の部位のS. bovis感染症患者群よりも有意に高かったことが報告されています。

また、Kumarら[6]は、S. gallolyticus subsp. gallolyticusは菌の発育が癌細胞との直接的な接触に依存して大腸癌細胞の増殖を促進する根拠として、Wntシグナルを活性化させるβ-カテニン、アポトーシス制御転写因子c-Myc、増殖細胞核抗原（PCNA）の大腸癌細胞における増大を観察したと報告しています。

このようなS. gallolyticus subsp. gallolyticusの病原性も背景に、S. gallolyticusについては亜種まで同定することが重要となります。表3に、S. gallolyticusの3つの亜種に関する生化学的性状を示します。特に、臨床上問題となるS. gallolyticus subsp. pasteurianusとS. gallolyticus subsp. gallolyticusについては、β-グルクロニダーゼ、β-ガラクトシダーゼ、グリコーゲン、マンニトールに対する反応の差異をもって厳格に鑑別していただきたいと思います。

表2 *Streptococcus gallolyticus* subsp. *pasteurianus*の特徴

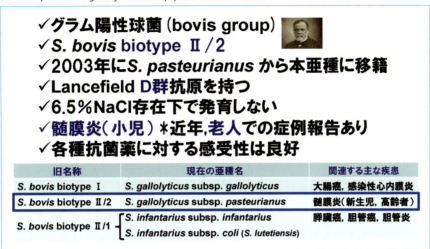

表3 *S. gallolyticus* 3亜種の生化学的な鑑別性状

菌トレ 33 発熱、開口障害、咽頭痛を訴える血栓性頸静脈炎と診断された20代男性

　Round 11最後の「菌トレ」の症例は20代男性です。発熱、開口障害、咽頭痛を訴え、血栓性頸静脈炎を生じていました。図5に陽性となった嫌気ボトルの血液のグラム染色像（上）、頸部CT画像（左下）、サブカルチャーでブルセラHK培地上に形成されたコロニー像（右下）を示します。咽頭炎を起こしていることから溶連菌感染が通常疑われますが、嫌気ボトルのみ培養陽性で、グラム染色像は多形成のグラム陰性菌であることから否定的です。コロニーは中心部が白色を呈しています。さて、この菌は何でしょうか。

　答えは*Fusobacterium necrophorum*です。*Fusobacterium*属の細菌では*F. nucleatum*が有名ですが、両者は図6に示す方法で鑑別します。図7にこの2菌種のグラム染色像とコロニー像を示します。グラム染色像からは、両者の菌体の形が異なることがわかります。*F. nucleatum*が紡錘形なのに対し、*F. necrophorum*は長短さまざまな桿菌です。また、*F. nucleatum*の形成するコロニーは、"パンくず様"と表現されます。一方、*F. necrophorum*のコロニーは中心部が白く、盛り上がったような形をしています。なお、*F. necrophorum*は質量分析により菌種までの同定が可能です（表4）。

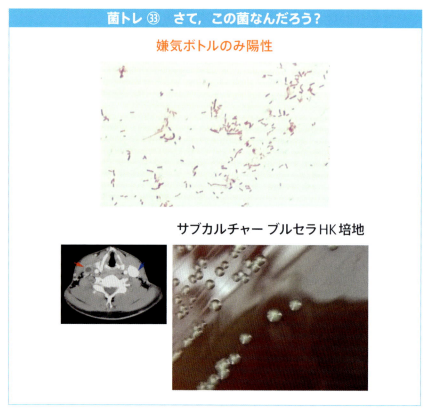

図5　20代男性 発熱，開口障害，咽頭痛，血栓性頸静脈炎

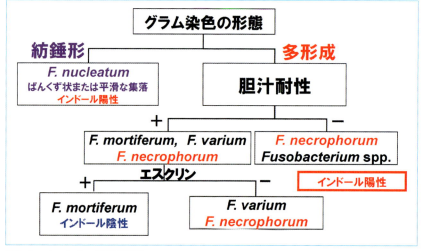

図6　*Fusobacterium*属菌の特徴

Round 11 菌は嘘をつかない！

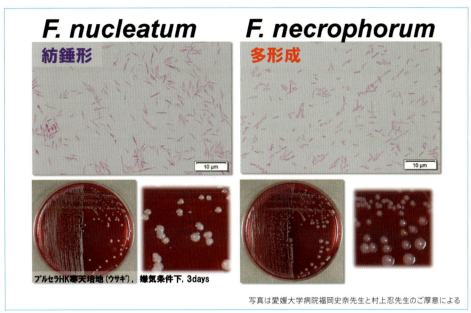

図7 *F. nucleatum* と *F. necrophorum* のグラム染色像とコロニー外観

表4 MALDIバイオタイパーによる同定

Rank (Quality)	Matched Pattern	Score Value	NCBI Identifier
1 (++)	*Fusobacterium necrophorum* ssp *necrophorum* CCM 5982 CCM	2.252	143388
2 (++)	*Fusobacterium necrophorum* ssp *necrophorum* DSM 20698 DSM	2.15	143388
3 (−)	*Fusobacterium equinum* DSM 17476T DSM	1.682	134605
4 (−)	*Lactobacillus johnsonii* DSM 20553 DSM	1.314	33959
5 (−)	*Rhodococcus equi* DSM 20307T DSM	1.303	43767
6 (−)	*Brevundimonas aurantiaca* DSM 4731T HAM	1.275	74316
7 (−)	*Burkholderia phenazinium* DSM 10684T HAM	1.272	60549
8 (−)	*Flavobacterium pectinovorum* DSM 6368T HAM	1.25	29533
9 (−)	*Burkholderia anthina* LMG 16670 HAM	1.244	179879
10 (−)	*Haemophilus influenzae* ATCC 35056 THL	1.213	727

F. necrophorum と病態との関係

　繰り返しになりますが、Round 11の目的は菌種と病態の密接な関係を知ることです。菌トレ33の症例は20代と若年で、発熱、開口障害、咽頭痛といった症状を訴え、血栓性頸静脈炎が観察されていました。そこに分離された菌が*F. necrophorum*であることが判明したわけですが、さて、このような病態は何と呼ばれているでしょうか。

　答えは「レミエール症候群」です。*F. necrophorum*感染が主体となる疾患群です。この症例のように、若年者（14歳〜24歳）に多いという特徴があります。血栓が全身に拡散して肺塞栓、多発膿瘍、膿胸、胸膜炎を起こすことがあります。さらに、敗血症、動脈破裂、播種性血管内凝固症候群（DIC）で死亡することもあります。死亡率は5〜20%と高いことから、「killer sore throat」という通称で呼ばれています。Kuppalliら[7]が、*F. necrophorum*感染によりレミエール症候群を生じた症例を報告しています。

図8は私たちが経験した24歳男性症例のCT画像です。血栓による頸静脈の閉塞、頸部組織の腫脹、肺の結節など、レミエール症候群における典型的な所見が観察できます。

以上、今回は「菌は嘘をつかない！」というテーマで、乳腺炎と*C. kroppenstedtii*、小児細菌性髄膜炎と*S. gallolyticus* subsp. *pasteurianus*、大腸癌あるいはIEと*S. gallolyticus* subsp. *gallolyticus*、レミエール症候群と*F. necrophorum*といった、菌種から病態を、病態から菌種を想定する事例について解説しました。次回もお楽しみに。

文献
1) 菅原芳秋, ほか. 日本臨床微生物学雑誌 2012; 22(2): 161-166
2) Tauch A, et al. Int J Infect Dis 2016; 48: 33-39
3) Otsuka Y, et al. J Clin Microbiol 2005; 43(8): 3713-3717
4) Takahashi Y, et al. Pediatr Int 2014; 5682): 282-285
5) Boleij A, et al. Clin Infect Dis 2011; 53(9): 870-878
6) Kumar R, et al. PloS Pathog 2017; 13(7): e1006440
7) Kuppalli K, et al. Lancet Infect Dis 2012; 12810): 808-815

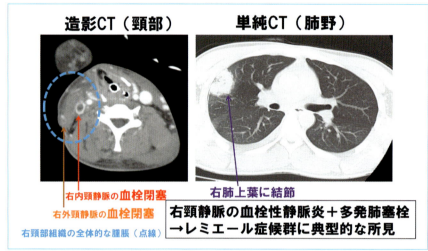

図8　レミエール症候群の症例（24歳男性）

Round 11 ココがポイント！

- *Corynebacterium kroppenstedtii*はグラム陽性桿菌で脂質要求性である。
- 培養時に1% Tween20/80を添加すると血液寒天培地でなくても良好に発育する。
- API CoryneやRapID CB Plusなどの同定キットのデータベースに収載されていないため、*C. argentoratense*と誤同定される。質量分析法では同定可能である。
- *C. kroppenstedtii*は肉芽腫性乳腺炎の起炎菌として重要である。乳癌疑いで精査され、膿汁から本菌が分離・同定されて乳腺炎と診断されることがある。
- 治療はドレナージに加えて、脂溶性の高い抗菌薬の投与が望ましい。
- *Streptococcus gallolyticus* subsp. *pasteurianus*はグラム陽性球菌で*S. bovis* biotype II/2に分類されていた。
- Lancefield D群の抗原を持つが、6.5% NaCl存在下で発育しない。
- 新生児や老人の髄膜炎の起炎菌として近年、報告が散見される。
- *S. gallolyticus* subsp. *gallolyticus*は*S. bovis* biotype Iに分類されていた。
- 本亜種の菌は、大腸癌や感染性心内膜炎の患者から分離される。逆に、本亜種の細菌が血液培養から分離・同定された場合は、大腸癌や感染性心内膜炎の検索が重要である。
- *Fusobacterium necrophorum*は偏性嫌気性菌である。グラム陰性で多型を示す。
- 本菌はレミエール症候群の原因菌として頻度が高い。

Round 12

グラム染色像 & 患者背景がポイント！　part 7

抗癌剤治療中／悪性腫瘍の手術後に発熱

今回は「グラム染色像 & 患者背景がポイント！」のpart 7で、抗菌薬を投与されていながら熱の下がらない症例を取り上げます。

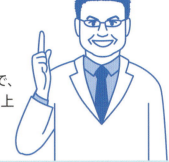

菌トレ 34　急性前骨髄性白血病で地固め療法施行中の50代男性に生じた敗血症の原因菌

Round 12最初の「菌トレ」症例は、50代男性の急性前骨髄性白血病患者です。地固め療法施行中に敗血症を起こし、口腔内に出血を認めました。図1に好気ボトル内の血液培養液のグラム染色像（上）、炭酸ガス環境下での血液寒天培地上に形成されたコロニー像（下）を示します。グラム染色で観察される菌体は細長い桿菌で、グラム陽性の部分もみられます。さて、この菌は何でしょうか。

答えは、*Leptotrichia trevisanii* です。「*Lepto*」は尖った、あるいは小さな、「*trichia*」は髪の毛のような、という意味です。「*trevisanii*」は1879年に *Leptotrichia* 属を提唱したTrevisan氏の名前に由来しています。図2はコロニーをグラム染色した像ですが、とても印象的な、一度みると忘れないような菌体を認めています。図3のグラム染色像では、途中に節があるような菌体が観察されます。図4は、炭酸ガス環境下で培養したコロニーのグラム染色像です。これでも細菌か？というような雰囲気がありますね。このような像を示す菌が、敗血症を起こした血液腫瘍の化学療法中の患者から分離されたら、*L. trevisanii* を疑ってください。

L. trevisanii は、通常、嫌気ボトルで発育するのですが、米玉利ら[1]は上述の症例と同様に好気ボトルで発育したケースを報告しています。また、Higurashiら[2]は、再発性骨髄性白血病の12歳の女児と食道癌の66歳の男性の、いずれも発熱性好中球減少症（FN）を伴う菌血症の患者から *L. trevisanii* を検出した2症例を報告しています。

Leptotrichia 属の7菌株の性状と症例報告

Leptotrichia 属として7つの菌種が登録されています（表1）。これらの中で、同定キットのデータベースに登録されている菌は *L. buccalis* だけです。また、個人的な印象ではありますが、臨床での分離頻度が最も高い菌は *L. trevisanii* で、*L. buccalis* が次だと思います。

菌トレ ㉞　さて，この菌なんだろう？

グラム染色像（好気ボトル）

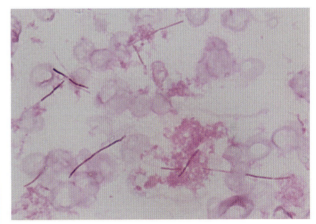

炭酸ガス培養（翌日）

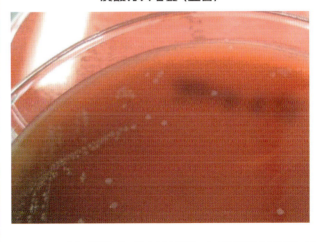

集落の写真は四国こどもとおとな医療センター西村恵子先生のご厚意による

図1　50代男性 敗血症（口腔内出血あり）
急性前骨髄性白血病で地固め療法施行中

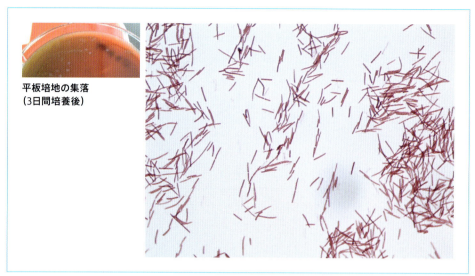

図2 *Leptotrichia trevisanii* の集落とグラム染色像

平板培地の集落
（3日間培養後）

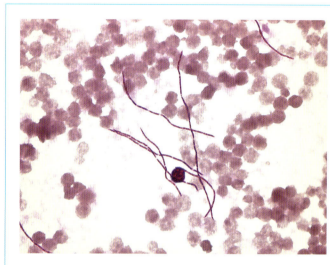

49歳，女性
再生不良性貧血（stage Ⅴ）のため
入院加療中に発熱。
上口蓋にアフタ認める。
WBC;1,200/μL, PLT;15,000/μL
血液培養好気ボトル陽性
（陽転時間：49.2h）

図3 *Leptotrichia trevisanii* のグラム染色像

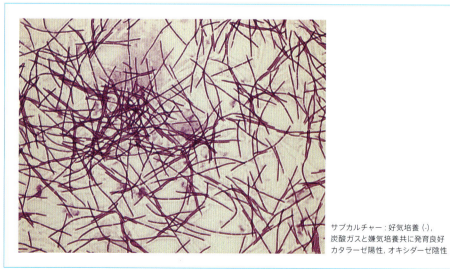

サブカルチャー：好気培養（-），
炭酸ガスと嫌気培養共に発育良好
カタラーゼ陽性，オキシダーゼ陰性

図4 炭酸ガス環境下で培養した *L. trevisanii* のグラム染色像

表1 *Leptotrichia* 属7菌種の鑑別性状

菌種	β溶血	CAT	α-Gal	β-Gal	α-Glu	β-Glu	β-NAG	PAL
L. buccalis	−	−	+	−	+	+	−	+
L. goodfellowii	+	+	−	+	−	+	+	+
L. hofstadii	+	+	−	−	+	+	+	+
L. hongkongensis	−	−	−	−	+	+	−	+
L. shahii	−	+	−	−	+	−	−	−
L. trevisanii	−	+	−	−	+	+	+	+
L. wadei	+	+	−	−	+	+	−	−

CAT:カタラーゼ試験，α-Gal:α-ガラクトシダーゼ，β-Gal:β-ガラクトシダーゼ，
α-Glu:α-グルコシダーゼ，β-Glu:β-グルコシダーゼ，β-NAG:N-アセチル-β-グルコサミダーゼ
PAL:アルカリフォスファターゼ

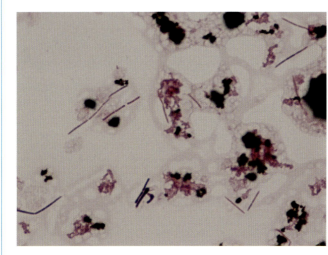

血液培養液（2008年）
Leptotrichia sp. 新菌種
→*L. hongkongensis*

図5　*L. hongkongensis* のグラム染色像

　今が旬の *Leptotrichia* 属の細菌と言えば、*L. hongkongensis* です。この菌は、2010年に転移性乳癌患者の血液から検出され、*Leptotrichia* 属の新菌種として提唱されました[3]。提唱者らは、血液寒天培地、チョコレート寒天培地、ブルセラ寒天培地のいずれにおいても初回のサブカルチャーはうまくいかず、何度か血液培養ボトル（液体培地）で継代培養を繰り返した後に、平板培地でのサブカルチャーでやっと成功したとしています。また、*Staphylococcus aureus* を一緒に血液寒天培地に塗抹すると発育が増強された（衛星現象）ことも報告しています。
　山本ら[4] は、乳癌多発肝転移治療目的の外来化学療法中にFNを発症した50歳女性の血液培養で、嫌気ボトルのサブカルチャーを繰り返し、最終的に *L. hongkongensis* を検出できたケースを経験しました[4]。また、仲田ら[5] も発熱を訴えた1歳の女児のケースで培養ボトルを用いてサブカルチャーした結果、*L. hongkongensis* が分離されたと報告しています。なお、仲田らは分離された菌について、表1（前出）に示した *L. hongkongensis* の生化学的性状に合致することを確認しています。また、Couturierら[6] は、自施設で *Leptotrichia* 属と同定した菌が分離された患者13例（14菌種）について検討し、造血幹細胞移植（HSCT）を受けていた8例中5例（63%）から *L. hongkongensis* を検出したとしています。
　実は、私は2008年に依頼された敗血症の原因菌の同定において *L. hongkongensis* を検出していたのですが、当時は菌種登録前であったため、*Leptotrichia* 属の新菌種であると報告しました。そのときのグラム染色像を図5に示します。グラム陽性に傾いている菌も観察されていますが、節を持つような独特の菌体を認めていました。

菌トレ 35	70代男性急性骨髄性白血病患者に生じた カテーテル関連敗血症の原因菌

次の「菌トレ」の症例は、急性骨髄性白血病（AML）の70代男性患者です。カテーテル関連と思われる菌血症を起こしました。図6に好気培養ボトルの血液のグラム染色像（上）、血液寒天培地上のコロニー像（中央）、BTB培地上のコロニー像（下）を示します。グラム染色ではグラム陰性の球桿菌が観察されています。血液寒天培地上のコロニーはムコイド状で、淡いピンク色を呈しています。BTB培地上でも発育を認めます。ポイントは、AML患者でカテーテルが留置されている点ですが、さて、この菌は何でしょうか。

答えは、*Roseomonas mucosa* です。「*Roseo*」は赤、「*monas*」は単一、「*mucosa*」はムコイド状を意味します。視覚的な性状がそのまま菌名になっています。Christakisら[7]は、好中球減少時に *R. mucosa* による中心静脈カテーテル関連菌血症を生じたAMLの症例を報告しています。彼らは16S rRNA遺伝子解析法を用いて、臨床分離株を *R. mucosa* と同定したとしています。なお、この菌は質量分析による同定も可能と思われます（表2）。

Roseomonas 属の細菌と症例報告

Roseomonas 属の細菌には、*R. mucosa* の他に *R. gilardii* subsp. *rosea*、*R. gilardii* subsp. *gilardii*、そして、菌名のついていない *R. genomosp.* 4がいます。*R. genomosp.* 4を除く3菌種を16S rRNA遺伝子解析によって鑑別することは困難です。これらの違いはコロニーの色にあり、*R. mucosa* は淡いピンク（粘稠度が高い）、*R. gilardii* subsp. *rosea* は比較的濃いピンク、*R. gilardii* subsp. *gilardii* は他の *Roseomonas* 属菌よりも薄い色をしています[8]。なお、コロニーの色（粘稠度）は綿棒を使って確認してください。

菌トレ ㉟ さて，この菌なんだろう？

グラム染色像（好気ボトル）

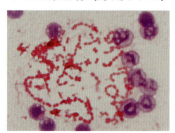

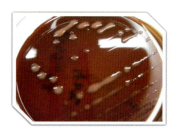

✓ オキシダーゼ試験 陰性
✓ カタラーゼ試験 陽性
✓ ウレアーゼ 陽性

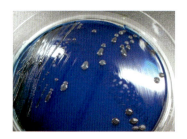

染色写真は市立札幌病院髙橋俊司先生のご厚意による

図6　70代男性 AML カテーテル関連敗血症

表2　MALDIバイオタイパーによる同定

Rank (Quality)	Matched Pattern	Score Value	NCBI Identifier
1 (++)	Roseomonas mucosa CCUG 49071_corr CCUG	2.223	207340
2 (++)	Roseomonas mucosa AL905209_BK14662 UKH	2.177	207340
3 (-)	Achromobacter insolitus LMG 6003T HAM	1.323	217204
4 (-)	Corynebacterium xerosis DSM 20743T DSM	1.314	1725
5 (-)	Moraxella_sg_Branhamella catarrhalis 09016322 MLD	1.266	480
6 (-)	Lactobacillus brevis DSM 2647 DSM	1.225	1580
7 (-)	Pseudomonas thermotolerans DSM 14292T HAM	1.205	157784
8 (-)	Staphylococcus aureus ssp aureus DSM 3463 DSM	1.2	46170
9 (-)	Bacillus fastidiosus DSM 91T DSM	1.195	1458
10 (-)	Staphylococcus hominis Mb18788_1 CHB	1.193	1290

Déら[9])はRoseomonas属菌によるカテーテル関連菌血症の36例について解析し、R. mucosaによるケースが22例（61%）、R. gilardii subsp. roseaによるケースが8例（22%）、R. gilardii subsp. gilardiiによるケースが5例（14%）であったとしており、臨床的にはR. mucosaが最も問題となる菌と考えられます。

千味ら[10])は、血液培養によって82歳男性の菌血症患者からR. gilardii subsp. gilardiiを分離したと報告しています。グラム染色像にはグラム陰性球桿菌が観察され、コロニーの粘稠度はR. mucosaよりも低く、色も薄いという特徴が観察されていました。彼らはこの症例とともに過去に報告された11例をレビューし、背景に基礎疾患として白血病治療中の患者が多く、腹膜透析を受けているケースや中心静脈カテーテル留置例が目立つとしています。

なお、Hanら[8])はRoseomonas属菌の薬剤感受性についても検討し、ほとんどが第3世代および第4世代のセフェム系抗菌薬に耐性であることを指摘しています。

菌トレ 36　子宮頸癌手術後に膿瘍形成をみた30代女性

Round 12最後の「菌トレ」の症例は、子宮頸癌の手術後に膿瘍の形成をみた30代の女性患者です。図7に炭酸ガス環境下で膿汁を3日間血液寒天培地で培養したコロニー像（上）とコロニーのグラム染色像（下）を示します。なお、この患者にはフロモキセフ（FMOX）とイミペネム／シラスタチン（IPM/CS）が予防投与されていましたが、熱は下がりません。発熱が持続する中で膿瘍が形成されたケースです。コロニー形成は3日目でありながら小規模です。グラム染色では菌体は観察されません。質量分析を行っていますが、登録がないのか、同定されません。さて、この菌は何でしょうか。

答えは、*Mycoplasma hominis*です。私は"ホミーちゃん"と呼んでいます。この菌の特徴を表3にまとめます。細胞壁を持たないためにグラム染色しても菌体が染まりません。血液寒天培地上に2～4日かけて微少集落を形成するのがこの菌の

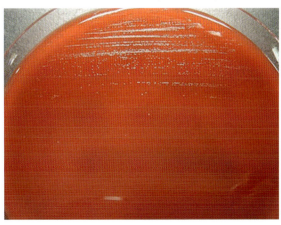
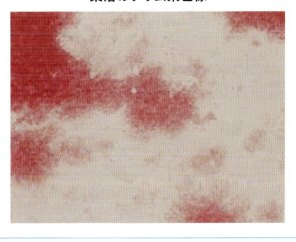

図7　30代女性 子宮頸癌手術後膿瘍形成
FMOX, IPM/CSを使用するも解熱せず

表3 *Mycoplasma hominis* の特徴

- ✓ グラム染色に染まらない（細胞壁なし）
- ✓ 血液寒天培地に微小集落形成（2〜4日）
- ✓ 膿汁（子宮, 卵巣, 帝王切開創部ほか），関節液, 髄液, 羊水など
- ✓ 初代は嫌気培養が発育良好
- ✓ 術後感染症；腹部, 胸部（縦隔炎），PID，関節炎, 髄膜炎のケースもあり
- ✓ EM(R), AZM(R), CLDM(S)

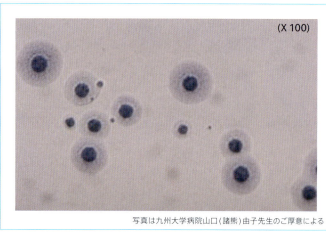

写真は九州大学病院山口（諸熊）由子先生のご厚意による

図8 PPLO培地上の集落（Dienes染色）

特徴の1つで、2〜3回サブカルチャーを重ねると、図8に示すような目玉焼きのようなコロニーがPPLO培地上に形成されます。なお、*Mycoplasma* 属菌ということで、治療にマクロライド系抗菌薬を使おうとする臨床医がいるかも知れません。しかし、この菌はマクロライド系抗菌薬に耐性ですので、クリンダマイシン（CLDM）やミノマイシン（MINO）に感性を示すことを言い添えることも大事です。

小林ら[11]は、*M. hominis* による膿瘍が帝王切開後の手術創皮下に形成された症例を報告しています。*M. hominis* 感染により関節炎を起こすケースもあります。帝京大学医学部附属病院中央検査部の浅原らは、交通外傷後に *M. hominis* による敗血症を起こした23歳の男性例を報告しています。この患者は、多発骨盤骨折、仙骨骨折、会陰部損傷で入院し、第4病日に39.5℃の発熱を認め、尿路感染を疑われました。患部CT画像には膿瘍と気泡を認めていました。この患者における *M. hominis* を同定するまでのプロセスを表4に示します。嫌気ボトルは培養14時間で陽性となりました。やはりグラム染色では菌体が見えません。コロニー形成には4日間の培養が必要でした（図9）。図10にPCR法による同定結果をを示します。

その他、*M. hominis* は髄膜炎の原因になることもあります。

表4 血液培養分離菌の同定プロセス

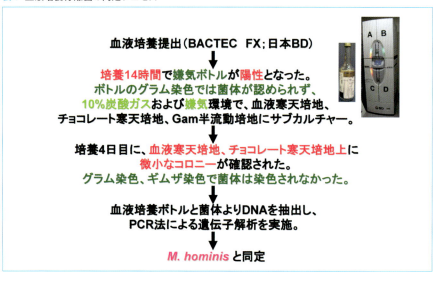

販売名：BD バクテック FX システム
製造販売届出番号：07B1X00003000107
製造販売元：日本ベクトン・ディッキンソン株式会社

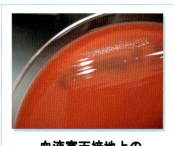
血液寒天培地上の微小コロニー
嫌気培養4日目

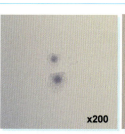
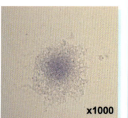
PPLO培地上のコロニー形態
Dienes染色

図9 *M. hominis* のコロニー形態

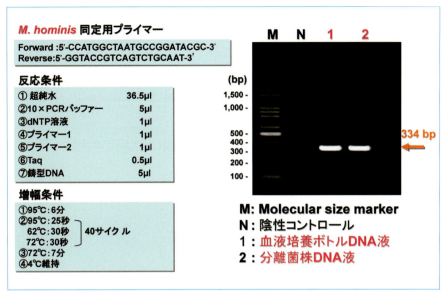

図10 PCR法による菌種の同定

Reissierら[12]は、クモ膜下出血に対する脳外科的処置を受けた後、M. hominis感染が原因で髄膜炎を発症した36歳男性例を報告するとともに、この菌が起こす中枢神経系の感染症は稀なだけに、感染症医や臨床医にとって大いなる難題となると指摘しています。そして、髄膜炎でマークすべきは、Watsonら[13]も報告している新生児のケースです。

起炎菌同定の思考フレームを再確認

以上、12 Roundにわたって「菌トレ」を行ってきました。12 Roundと言えばボクシングの世界タイトル戦と同等の長丁場です。この間、何と60以上の菌種が登場したことになります。

もう、かなり「筋力」「菌力」「勤力」ムキムキになったと思いますが、「菌トレ」の冒頭に掲げた図をもう一度提示します（図11）。思い出していただけたでしょうか。効率的で正確な起炎菌の同定には患者情報が不可欠です。その情報を持つとともに、五感をフル稼働させてグラム染色像とコロニーの観察を行う。この三角形の思考フレームが起炎菌同定の基本となります。質量分析や同定機器は、そのためのツールの1つであるということです。

次回の菌トレもお楽しみに!!

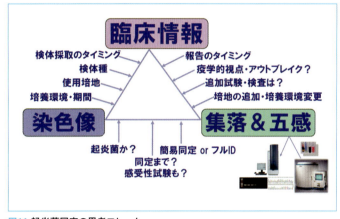

図11 起炎菌同定の思考フレーム

文献
1) 米玉利 準, ほか. 日本臨床微生物学雑誌 2014; 24(3): 31-35
2) Higurashi Y, et al. J Infect Chemother 2013; 19(6): 1181-1184
3) Woo PCY, et al. Biomedicine & Biotechnology 2010; 11(6): 391-401
4) 山本絢子, ほか. 日本臨床微生物学雑誌 2018; 28(suppl 1): 346
5) 仲田佑未, ほか. 日本臨床微生物学雑誌 2018; 28(suppl 1): 507
6) Couturier MR, et al. J Clin Microbiol 2012; 50(4): 1228-1232
7) Christakis GB, et al. J Med Microbiol 2006; 55(Pt 8): 1153-1156
8) Han XY, et al. Am J Clin Pathol 2003; 120(2): 256-264
9) Dé I, et al. Clin Infect Dis 2004; 38(11): 1579-1584
10) 千味和宏, ほか. 医学検査 2017; 66(2): 152-157
11) 小林祐介. 日産婦東京会誌 2010; 59(1): 126-129
12) Reissier S, et al. Int J Infect Dis 2016; 48: 81-83
13) Watson L, et al. J Pediatr Pharmacol Ther 2008; 13(4): 251-254

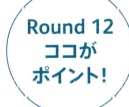

Round 12 ココがポイント!

- *Leptotrichia*属の細菌はグラム陰性の紡錘状の桿菌あるいはグラム不定（陽性＆陰性）の多型性桿菌である。本属には7菌種が記載されている。
- 血液培養では嫌気ボトルが陽性となることが多い。サブカルチャーでも嫌気培養の方が発育良好であるが、炭酸ガス培養で発育する株もある。なお、チョコレート寒天培地や嫌気性菌用の培地（ブルセラ、アネロコロンビア）での発育が良好である
- 本属の細菌は、血液腫瘍や食道癌の抗癌剤治療中の患者、発熱性好中球減少症で口腔粘膜の障害や歯肉炎がある患者の血液から分離される。
- *Roseomonas mucosa*はグラム陰性球菌でオキシダーゼ試験陰性、カタラーゼ試験陽性である。
- 本菌は抗癌剤治療中のカテーテル関連敗血症（菌血症）の患者から分離される。
- *Mycoplasma hominis*は細胞壁がないのでグラム染色に染まらない。
- 手術創部膿瘍（帝王切開後、子宮頸がんや卵巣癌の手術後）に予防的にペニシリン系やセフェム系抗菌薬の投与が行われているにもかかわらず、症状の改善を認めない場合には本菌の可能性を念頭におくことが大切である。
- *M. hominis*はエリスロマイシンやアジスロマイシンに耐性である。クリンダマイシンには感性を示す。

BDウェビナー講演録 vol.1
「菌力」アップトレーニングで「勤力」アップだ！！

2019年11月5日　初版発行

講演・監修　大楠 清文（東京医科大学 微生物学分野 教授）

発行所　日本ベクトン・ディッキンソン株式会社
〒107-0052　東京都港区赤坂 4-15-1 赤坂ガーデンシティ
電　話：0120-8555-90　FAX：024-593-3281
ウェブサイト：www.bd.com/jp/

発売　サンクチュアリ出版
〒113-0023　東京都文京区向丘 2-14-9
電話：03-5834-2507　FAX：03-5834-2508

印刷・製本　株式会社 シナノパブリッシングプレス

無断転載・転写を禁じます。落丁・乱丁の場合はお取り替えいたします。
BD, the BD Logo and BD BACTEC are trademarks of Becton, Dickinson and Company or its affiliates. All other trademarks are the property of their respective owners. © 2019 BD. All rights reserved.
ISBN978-4-8014-9601-9